これだけで十分

内科医のための処方集

改訂6版

南栃木病院院長 自治医科大学名誉教授 **北村　諭** 編著
自治医大ステーション・ブレインクリニック院長 **池口邦彦**
自治医科大学内科学講座教授 **坂東政司** 共著
新小山市民病院循環器内科副部長 **西村芳興**

中外医学社

6版の序

　「森の時計はゆっくり時を刻むけれど，人間の時計はどんどん速くなる」これは劇作家・脚本家の倉本　聰氏の言葉です．本当に歳月の過ぎ去るのが余りにも速く，第5版を発行してから5年の歳月が過ぎ去ってしまいました．

　地球の温暖化は年ごとに進行し，集中豪雨や異常高温さらに熊本大地震などが続き，地球や人類の未来も危惧されるようになりました．

　此の間の医学の進歩は著しいものであり，新しい診断法・治療法なども開発されました．本書には，此の5年間に発表された各種ガイドライン，最新の治療薬なども追加収録させて頂き，益々充実したものとなりました．今回，執筆者として新進気鋭の二人の医師に参加して頂きました．

　本書が，医学生・レジデント・内科医・他領域の諸先生方の手頃な処方集としてお役に立つものと確信しております．

　　　2016年師走

自治医科大学名誉教授
南栃木病院院長
北村　諭

4版の序

　平成も20年ともなり，正に「光陰矢の如し」を実感する今日この頃であります．サブプライム問題に端を発した，米国経済の混乱は，日本・欧州など全世界に波及しつつあります．行き場を失った世界の巨大マネーは，石油市場・穀物市場に乱入し，異常な原油高騰，穀物価格の上昇を招き，日本政府の無能無策とあいまって，医療の現場を混乱状態に陥れているのが現状であります．

　しかし，我々医療従事者は，全力を投入して誠心誠意，患者の診療に従事していかなければなりません．

　さて，本書の初版が出版されたのは，1999年3月でした．その後，本書は好評を博し，初版第2刷，改訂第2版，改訂第3版と出版されました．今回は改訂第4版を出版させて頂く事となりました．

　今回からは，共著者として，新進気鋭の小林　淳，板東政司，重永哲洋の3先生に参加して頂きました．

　医学の進歩は，目覚ましいものがあります．そこで，この3年間に発表された各種ガイドライン，新規に開発発売された新薬についても追加収録させて頂き，益々充実したものにする事が出来ました．

　本書が，医学生・レジデント・内科医・他領域の諸先生方に，手頃な処方例としてお役に立つものと確信しております．

　　　2008年5月

　　　　　　　　　　　　　　　　　　　　　　　　北村　諭

目　次

1. 呼吸器疾患　　　　　　　　　　　〔北村　諭〕　1
　1　咳嗽……………………………………………………1
　2　喀痰……………………………………………………1
　3　血痰・喀血……………………………………………2
　4　感染性肺疾患…………………………………………2
　　　(1) 上気道炎・かぜ症候群 ……………………… 2
　　　(2) 急性気管支炎 ………………………………… 3
　　　(3) 肺炎 …………………………………………… 4
　　　　a. 市中肺炎 …………………………………… 4
　　　　b. 院内肺炎 …………………………………… 9
　　　(4) 肺膿瘍 ………………………………………12
　　　(5) 肺結核 ………………………………………13
　　　(6) 非結核性抗酸菌症 …………………………14
　　　(7) 肺アスペルギルス症 ………………………15
　　　(8) 肺クリプトコッカス症 ……………………16
　　　(9) 肺カンジダ症 ………………………………16
　　　(10) compromised host の感染症 ………………16
　　　(11) 肺吸虫症 ……………………………………17
　5　気道閉塞性疾患 ……………………………………18
　6　アレルギー性肺疾患 ………………………………25
　7　塵肺 …………………………………………………27
　8　間質性肺炎 …………………………………………27
　9　放射性肺臓炎 ………………………………………31

10	嚥下性肺炎	31
11	サルコイドーシス	32
12	肺好酸球性肉芽腫症	32
13	原発性肺癌	33
14	胸膜炎	37
15	呼吸中枢の異常	38

2. 循環器疾患　〔西村芳興〕39

1	狭心症	39
2	急性心筋梗塞	40
3	慢性心不全	41
4	急性心不全	42
5	不整脈	43
6	僧帽弁狭窄症	45
7	僧帽弁閉鎖不全症	45
8	拡張型心筋症	45
9	閉塞性肥大型心筋症	46
10	急性心膜炎	46
11	感染性心内膜炎	46
12	肺塞栓症	47
13	肺動脈性肺高血圧症	47
14	大動脈炎症候群	48
15	末梢性動脈疾患	48
16	レイノー病, レイノー症候群	48
17	高血圧	49
18	低血圧	50

3. 消化器疾患　　　　　　　　　　　〔坂東政司〕51

1	悪心・嘔吐	51
2	胸やけ	51
3	げっぷ	51
4	胃もたれ	51
5	腹部膨満	51
6	しゃっくり	52
7	下痢	52
8	便秘	52
9	口内炎	53
10	逆流性食道炎	53
11	カンジダ性食道炎	54
12	食道アカラシア	54
13	食道静脈瘤	54
14	食道癌	55
15	急性胃炎	55
16	慢性胃炎	55
17	胃・十二指腸潰瘍	56
18	胃癌	57
19.	胃悪性リンパ腫 （低悪性度　MALT リンパ腫）	57
20	胃切除後症候群	58
21	過敏性腸症候群	58
22	腸炎	59
23	Crohn 病	59
24	潰瘍性大腸炎	60
25	薬剤性腸炎	61
26	虚血性腸炎	62

27	大腸憩室炎	62
28	腸管癒着症	62
29	痔核	63
30	大腸癌	63

4. 肝・胆・膵疾患　〔坂東政司〕　65

1	急性肝炎	65
2	劇症肝炎	65
3	慢性肝炎	66
4	B型肝炎院内感染事故	68
5	自己免疫性肝炎	68
6	非アルコール性脂肪肝炎	69
7	アルコール性肝障害	69
8	薬物性肝障害	70
9	肝性脳症	70
10	肝硬変	71
11	原発性胆汁性胆管炎	71
12	ヘモクロマトーシス	72
13	肝膿瘍	72
14	原発性肝癌	72
15	胆石症	73
16	胆嚢炎	74
17	急性膵炎	74
18	慢性膵炎	75

5. 血液疾患　〔西村芳興〕　76

| 1 | 貧血 | 76 |
| 2 | 真性赤血球増多症 | 78 |

3	顆粒球減少症（無顆粒球症）	78
4	骨髄異形成症候群	79
5	急性白血病	79
6	慢性白血病	80
7	成人 T 細胞白血病	81
8	悪性リンパ腫	81
9	多発性骨髄腫	82
10	特発性血小板減少性紫斑病	83
11	血栓性血小板減少性紫斑病	84
12	血友病	84
13	von Willebrand 病	84
14	DIC	85

6. 内分泌疾患 〔西村芳興〕 86

1	下垂体性巨人症, 先端肥大症	86
2	成長ホルモン分泌不全性低身長症	86
3	無月経・乳汁漏出症候群	86
4	尿崩症	87
5	SIADH（ADH 不適合分泌症候群）	87
6	甲状腺機能亢進症	88
7	甲状腺機能低下症	89
8	橋本病	89
9	亜急性甲状腺炎	89
10	副甲状腺機能亢進症	90
11	副甲状腺機能低下症	90
12	Cushing 症候群	90
13	Addison 病	91
14	副腎クリーゼ	91

| 15 | 原発性アルドステロン症 | 91 |
| 16 | 褐色細胞腫 | 92 |

7. 代謝性疾患　〔坂東政司〕　93

1	糖尿病	93
2	低血糖発作	99
3	脂質異常症	99
4	高尿酸血症	100
5	肥満症	101
6	電解質異常	101
7	ヘモクロマトーシス	104

8. 神経疾患　〔池口邦彦〕　105

1	頭痛	105
2	末梢神経障害	106
3	一過性脳虚血発作	107
4	アテローム血栓性脳梗塞（慢性期）	107
5	脳梗塞急性期	109
6	脳出血急性期	110
7	くも膜下出血急性期	111
8	脳血管障害慢性期後遺症	111
9	ヘルペス脳炎	112
10	細菌性髄膜炎	112
11	結核性髄膜炎	113
12	真菌性髄膜炎	114
13	脳膿瘍	114
14	Parkinson 病	115
15	Wilson 病	115

16	本態性振戦………………………………	116
17	多発性硬化症……………………………	116
18	Guillain-Barré 症候群 …………………	117
19	重症筋無力症……………………………	117
20	低カリウム性周期性四肢麻痺…………	118
21	顔面神経麻痺……………………………	118
22	認知症……………………………………	119
23	筋クランプ（こむら返り）……………	120
24	片側顔面けいれん，眼瞼けいれん……	120
25	レストレスレッグス症候群（下肢静止不能症候群）…………………	120

9. 腎疾患　　〔西村芳興〕122

1	無症候性蛋白尿・血尿…………………	122
2	IgA 腎症…………………………………	122
3	急性腎炎症候群…………………………	123
4	急速進行性腎炎…………………………	123
5	慢性腎炎症候群…………………………	124
6	ネフローゼ症候群………………………	125
7	急性腎障害………………………………	125
8	慢性腎臓病………………………………	126
9	糖尿病性腎症……………………………	127
10	ループス腎炎……………………………	128
11	紫斑病性腎炎……………………………	128
12	血栓性微小血管症（溶血性尿毒症症候群）…	129
13	腎血管性高血圧…………………………	129
14	多発性嚢胞腎……………………………	129
15	尿細管疾患………………………………	130

| 16 | 腎性貧血………………………………… 131 |
| 17 | 腎細胞癌………………………………… 131 |

10. 膠原病　　　　　　　　　　〔池口邦彦〕132

1	関節リウマチ…………………………… 132
2	全身性エリテマトーデス……………… 133
3	多発性筋炎・皮膚筋炎………………… 134
4	進行性全身性硬化症…………………… 134
5	顕微鏡的多発血管炎…………………… 135
6	混合性結合組織病……………………… 136
7	Sjögren 症候群 ………………………… 136
8	Behçet 病 ……………………………… 138
9	Wegener 肉芽腫 ……………………… 139
10	膠原病治療中のニューモシスチス肺炎の予防………… 139

11. アレルギー性疾患　　　　　　〔北村　諭〕140

1	食物アレルギー………………………… 140
2	花粉症…………………………………… 140
3	アレルギー性疾患における減感作療法…… 141
4	ハチ刺症………………………………… 142

12. 感染症　　　　　　　　　　　〔北村　諭〕144

1	細菌感染症……………………………… 144
2	ウイルス感染症………………………… 148
3	真菌感染症……………………………… 150
4	その他の感染症………………………… 150

13. 精神科境界領域 〔池口邦彦〕 154

1. 全般性不安障害・パニック障害・
   自律神経失調症 154
2. うつ病性障害，うつ病 154
3. 双極性障害 154
4. 不眠症 155
5. てんかん 156
6. アルコール依存症（離脱症候群周辺）...... 157

14. 整形外科境界領域 〔北村　諭〕 158

1. 骨粗鬆症 158
2. 腰痛症 159
3. 頚肩腕症候群 160

15. 泌尿器科境界領域 〔北村　諭〕 161

1. 前立腺肥大症 161
2. 尿失禁 162
3. 尿路感染症 162
4. 尿路結石 164
5. 夜尿症 165
6. 過活動膀胱 165
7. 間質性膀胱炎 166

16. 耳鼻科境界領域 〔北村　諭〕 167

1. 慢性化膿性副鼻腔炎 167
2. Ménière 病 167
3. 良性発作性頭位めまい症 168
4. 突発性難聴 168

x 目次

　　　5 ｜（慢性の難聴に伴う）耳鳴 …………………… 168
　　　6 ｜咽喉頭異常感症………………………………… 169

17. 皮膚科境界領域　　　　　　　　　〔北村　諭〕 170
　　　1 ｜皮膚瘙痒症……………………………………… 170
　　　2 ｜じん麻疹………………………………………… 170
　　　3 ｜皮膚真菌症……………………………………… 171
　　　4 ｜褥瘡……………………………………………… 171
　　　5 ｜帯状疱疹………………………………………… 172

18. 産婦人科境界領域　　　　　　　　　〔北村　諭〕 174
　　　1 ｜妊婦の処方……………………………………… 174
　　　2 ｜更年期障害……………………………………… 176

19. 中毒　　　　　　　　　　　　　　　　〔北村　諭〕 178
　　　1 ｜農薬中毒………………………………………… 178
　　　2 ｜金属中毒………………………………………… 179
　　　3 ｜青酸化合物中毒………………………………… 179
　　　4 ｜薬物中毒………………………………………… 179
　　　5 ｜タバコ中毒（小児）…………………………… 180

20. その他　　　　　　　　　　　　　　　〔北村　諭〕 182
　　　1 ｜癌性疼痛………………………………………… 182

　　　医薬品索引………………………………………… 184
　　　症候・疾患索引…………………………………… 199

1. 呼吸器疾患

1. 咳嗽
1) 咳嗽の原因が咽喉頭炎の場合は,トローチ,うがい薬を併用
2) 原因が気管・気管支の場合には,セレベント50 2回/日吸入を併用

中等度

メジコン (15 mg) 3～6錠/日 分3
フスコデ 9錠/日 分3

高度の乾性咳嗽

リン酸コデイン錠 (5 mg) 9～12錠/日
*酸化マグネシウム 1.5 g/日 分3

*酸化マグネシウムは,リン酸コデインによる便秘を予防するため

2. 喀痰

粘液性痰

ムコソルバン (15 mg) 3錠/日 分3
テオロング (100 mg) 3～6錠/日 分3

膿性痰

スペリア (200 mg) 6錠/日 分2
シプロキサン (200 mg) 2錠/日 分2

3. 血痰・喀血

少量・中等度の場合

```
アドナ（30 mg）3錠/日　分3
トランサミン（250 mg）3～8錠/日　分3～4
```

頻回・高度の場合

```
トランサミン（250 mg）2～10A　筋注・静注
```

```
アドナ（25 mg）1～4A
ソリタ T3　500 ml　点滴静注
```

以上の治療に反応しない場合

```
トロンビン末　5000 単位/V　1～2本
　　生理食塩水 5 ml に溶解し気管支鏡下に出血気管支内に
　　ポリエチレンチューブを 3～5 cm 挿入して注入
```

4. 感染性肺疾患

（1）上気道炎・かぜ症候群

鼻炎・咽頭痛などの初期感冒症状

```
PL 顆粒　3.0 g/日　分3
含嗽用ハチアズレ 2 g/包
　　1回1包を 100 ml の水に溶かして1日数回使用
```

```
ピーエイ錠　6錠　分3
```

発熱・食欲不振が強いとき

```
ロキソニン（60 mg）3錠/日　分3
タケプロン OD（15 mg）1錠/日
```

> バファリン 4錠/日 分2
> タケプロン OD錠（30 mg）1錠/日

咳嗽が強いとき

> フスコデ 9錠/日 分3
> アドエアディスカス（250 μg）2回/日 吸入

> リン酸コデイン錠（5 mg）6〜9錠/日
> アドエアディスカス（250 μg）2回/日 吸入

マイコプラズマ感染が強く疑われるとき

> ジスロマック（250 mg）2錠/日 分1 3日間

`check` 熱い緑茶・スープなどを多く飲む．
1日8時間以上の睡眠．
消化し易いバランスのとれた食事．

(2) 急性気管支炎

ウイルス感染が疑われるとき（対症療法）

> ムコソルバン（15 mg）3錠/日 分3
> アドエアディスカス（250 μg）2回/日 吸入

> テオロング（200 mg）2錠
> メプチン（50 μg）2錠/日 分2

細菌感染が疑われるとき

> サワシリン（250 mg）4カプセル/日 分4

> クラリシッド（200 mg）2錠/日 分2

`check` せきが非常に強ければ鎮咳剤．
前項の check と同様な日常生活上の注意．

1. 呼吸器疾患

(3) 肺炎
a. 市中肺炎
i) 原因菌不明肺炎（軽症・中等症）に対する初期治療
（日本呼吸器学会．成人市中肺炎診療ガイドライン．2007．p.4-5）

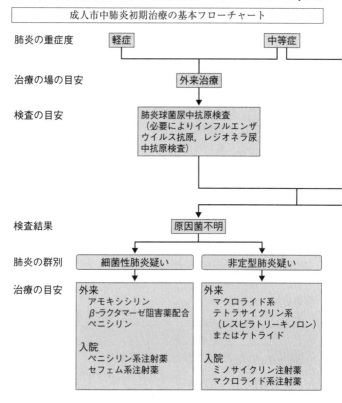

成人市中肺炎初期治療の基本フローチャート

肺炎の重症度 ― 軽症 / 中等症

治療の場の目安 ― 外来治療

検査の目安 ― 肺炎球菌尿中抗原検査（必要によりインフルエンザウイルス抗原，レジオネラ尿中抗原検査）

検査結果 ― 原因菌不明

肺炎の群別 ― 細菌性肺炎疑い / 非定型肺炎疑い

治療の目安

細菌性肺炎疑い：
外来
　アモキシシリン
　β-ラクタマーゼ阻害薬配合ペニシリン

入院
　ペニシリン系注射薬
　セフェム系注射薬

非定型肺炎疑い：
外来
　マクロライド系
　テトラサイクリン系
　（レスピラトリーキノロン）
　またはケトライド

入院
　ミノサイクリン注射薬
　マクロライド系注射薬

1. 呼吸器疾患 5

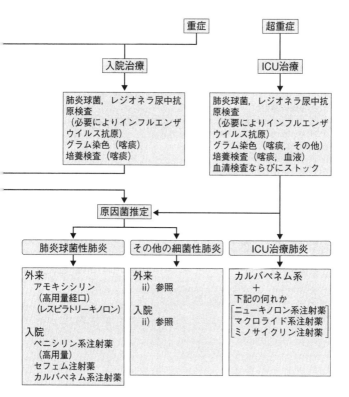

ii) 原因菌判明時の抗菌薬選択
（日本呼吸器学会．成人市中肺炎診療ガイドライン．2007．p.46-48）

●肺炎球菌（尿中抗原, グラム染色などの迅速診断法が有用）

外来治療の場合

ペニシリン系経口抗菌薬（高用量使用が望ましい1)），ペネム系経口薬 レスピラトリーキノロン2) 3)，ケトライド3)

1) 例えばアモキシシリン1.5～2.0g/日
2) レスピラトリーキノロン：トスフロキサシン，スパルフロキサシン，ガチフロキサシン，モキシフロキサシン，ならびに高用量使用のレボフロキサシン
3) ペニシリン耐性肺炎球菌が疑われる場合に選択できる．例えば65歳以上，アルコール多飲，幼児と同居しているか幼児と接触する機会が多い，過去3カ月以内にβ-ラクタム系抗菌薬の投与を受けた．

入院治療の場合

ペニシリン系注射薬（高用量が望ましい．常用量の2～4倍） CTRX（セフトリアキソン） 第4世代セフェム注射薬 カルバペネム系注射薬 グリコペプチド系注射薬（バンコマイシン）

●インフルエンザ菌（グラム染色による迅速診断が有用）

外来治療の場合

β-ラクタマーゼ阻害薬配合ペニシリン系経口薬 第2, 3世代セフェム系経口薬 ニューキノロン系経口薬

入院治療の場合

ピペラシリン，β-ラクタマーゼ阻害薬配合ペニシリン系注射薬， 第2, 3, 4世代セフェム系注射薬 ニューキノロン系注射薬

●クレブシエラ属（グラム染色による迅速診断が有用）
外来治療の場合

```
β-ラクタマーゼ阻害薬配合ペニシリン系経口薬
第2, 3世代セフェム系経口薬
ニューキノロン系経口薬
```

入院治療の場合

```
β-ラクタマーゼ阻害薬配合ペニシリン系注射薬
第2, 3, 4世代セフェム系注射薬
カルバペネム系
ニューキノロン系注射薬 （中等症以上）
```

●黄色ブドウ球菌（グラム染色による迅速診断, MRSAの場合貪食像が定着菌との鑑別に有用）
外来治療の場合

```
β-ラクタマーゼ阻害薬配合ペニシリン系経口薬
```

入院治療の場合

```
β-ラクタマーゼ阻害薬配合ペニシリン系注射薬
第1, 2世代セフェム系注射薬
第4世代セフェム系注射薬
カルバペネム系注射薬 （中等症以上）
グリコペプチド系注射薬
```

●モラクセラ・カタラーリス（グラム染色による貪食像の確認が迅速診断に有用）
外来治療の場合

```
マクロライド系経口薬
β-ラクタマーゼ阻害薬配合ペニシリン系経口薬,
第2, 3世代セフェム系経口薬
```

入院治療の場合

```
β-ラクタマーゼ阻害薬配合ペニシリン系注射薬,
第2, 3世代セフェム系注射薬
```

●レンサ球菌（グラム染色による迅速診断, 貪食像の確認は常在菌との鑑別に有用）
外来治療の場合

```
ペニシリン系経口薬
マクロライド系経口薬
```

入院治療の場合

```
ペニシリン系注射薬
```

●緑膿菌（グラム染色による迅速診断が有用）

外来治療の場合

```
ニューキノロン系経口薬（治療開始し，その後判明した感受性に従い，
抗菌薬を選択し直す）．
```

入院治療の場合

```
抗緑膿菌用ペニシリン系注射薬
抗緑膿菌用第3, 4世代セフェム系注射薬
カルバペネム系注射薬
ニューキノロン系注射薬
```

これらの中から感受性のある薬剤を選択する．アミノ配糖体系注射薬の併用を考慮する．

●嫌気性菌（嚥下性肺炎の場合，グラム染色による迅速診断が有用：多種菌の貪食像を認める）

外来治療の場合

```
ペニシリン系経口薬
β-ラクタマーゼ阻害薬配合ペニシリン系経口薬
ベネム系経口薬
```

入院治療の場合

```
ペニシリン系注射薬
クリンダマイシン注射薬
β-ラクタマーゼ阻害薬配合ペニシリン系注射薬
カルバペネム系注射薬
```

●レジオネラ（尿中抗原を検出する迅速診断が簡便で有用）

外来治療の場合

```
ニューキノロン系経口薬
マクロライド系経口薬
リファンピシン，ケトライド経口薬
  レジオネラ肺炎は急激な進行がありうるので，入院治療が望ましい．
```

入院治療の場合

```
ニューキノロン系注射薬
マクロライド系注射薬＋リファンピシン
```

b. 院内肺炎

i) 院内肺炎のエンピリック治療における抗菌薬の選択
(日本呼吸器学会. 成人院内肺炎診療の基本的考え方. 2008.p.30-36)

A (軽症) 群の抗菌薬選択
- セフトリアキソン (CTRX：ロセフィン)
  1回1～2 g　1日1～2回点滴静注 (極量1日4 gまで)
- スルバクタム／アンピシリン (SBT/ABPC：ユナシンS)
  1回3 g　1日2～4回点滴静注
- パニペネム／ベタミプロン (PAPM/BP：カルベニン)
  1回0.5～1 g　1日2～4回まで (極量1日2 gまで)

B (中等症) 群の抗菌薬選択

①グループ1. 単剤投与

> - タゾバクタム／ピペラシリン (TAZ/PIPC：ゾシン)
>   1回4.5 g　1日3～4回点滴静注
> - イミペネム／シラスタチン (IPM/CS：チエナム)
>   1回0.5～1 g　1日2～4回まで (極量1日2 gまで)
> - メロペネム (MEPM：メロペン)
>   1回0.5～1 g　1日2～4回点滴静注 (極量2 gまで)

②グループ2. 条件*により併用投与

> - セフェピム (CFPM：マキシピーム)
>   1回1～2 g　1日2～4回点滴静注 (極量4 gまで)
>   ±
> - クリンダマイシン (CLDM：ダラシンS)
>   1回600 mg　1日2～4回 (極量2400 mgまで)

*条件：誤嚥か嫌気性菌の関与が疑われる場合

③グループ3. 原則併用投与

> - セフタジジム (CAZ：モダシン)
>   1回1～2 g　1日2～4回点滴静注 (極量4 gまで)
>   ＋
> - クリンダマイシン (CLDM：ダラシンS)
>   1回600 mg　1日2～4回 (極量2400 mgまで)

C（重症）群の抗菌薬選択

B群の抗菌薬選択に以下を使用する

　　　　　　　＋

・アミカシン（AMK：アミカシン，ビクリン）
　200〜400 mg/day を1日2回分割投与
あるいは
　　　　　　　＋
・シプロフロキサシン（CPFX：シプロキサン）
　1回 300 mg　1日2回点滴静注
　*B群でキノロン系薬を用いていない場合に併用する．

> 代替薬

シプロフロキサシン→
　パズフロキサシン（PZFX：パシル，パズクロス）
　1回 500 mg　1日2回点滴静注
アミカシン→
　ゲンタマイシン（GM：ゲンタシン）
　80〜120 mg/day を1日2〜3回分割投与
　トブラマイシン（TOB：トブラシン）
　180 mg/day を1日2〜3回分割投与
　イセパマイシン（ISP：イセパシン，エクサシン）
　400 mg/day を1日1〜2回に分割投与
　アルベカシン（ABK：ハベカシン）
　150〜200 mg/day を1日1回投与
*アルベカシンは抗MRSA薬であるが，緑膿菌に対する抗菌力も有するため．

ii) 原因微生物が推定可能な場合
（日本呼吸器学会．成人院内肺炎診療の基本的考え方．2002．p.7）

緑膿菌

> 抗緑膿菌活性を有するペニシリン系薬（高用量），第3,第4世代セフェム系薬，モノバクタム系薬，カルバペネム系薬，フルオロキノロン系薬±アミノ配糖体系薬

黄色ブドウ球菌

> MSSA: ペニシリン感受性の場合ペニシリン系薬
> β-ラクタマーゼ産生耐性ブドウ球菌の場合は，メチシリン，オキサシリンあるいは第1世代セフェム系薬を用いる
> MRSA: バンコマイシン，テイコプラニン，アルベカシン

クレブシエラ

> 第3世代セフェム系薬，カルバペネム系薬，フルオロキノロン系薬

基質特異拡張型β-ラクタマーゼ(ESBL)産生グラム陰性桿菌

> カルバペネム系薬，フルオロキノロン系薬，セファマイシン系薬

肺炎球菌

> 経口: フルオロキノロン系薬（肺炎球菌活性の良好なフルオロキノロン系薬を選択する）
> 注射: カルバペネム系薬，グリコペプチド系薬

インフルエンザ菌

> フルオロキノロン系薬，第3世代セフェム系薬

嫌気性菌

> クリンダマイシン，β-ラクタマーゼ阻害剤配合ペニシリン系薬，カルバペネム系薬

レジオネラ

> マクロライド系薬，フルオロキノロン系薬，リファンピシン

真菌

著しい好中球減少状態にある患者に抗菌薬無効の発熱があり,侵襲性アスペルギルス症を疑う場合,以下の処方を行う

> 1) アムホテリシンB: 初回1 mgを投与し,以後漸増し,1.0〜1.5 mg/kg/日として維持する
> 2) イトラコナゾール: 200〜400 mg 分1〜2(保険適応は200 mg/日まで)

結核菌

初期の2カ月間下記4剤で治療を開始し,その後ピラジナミドを除く3剤で治療を継続し,全体で6カ月間を目安とする

> イソニアジド 400 mg 分1
> リファンピシン 450 mg 分1
> エタンブトール 750 mg 分1 or ストレプトマイシン0.5〜0.75 g
> 　　　　　　　　　　　　　　　　　　　　　　　　　　筋注
> ピラジナミド 1.2 g 分2

サイトメガロウイルス

> ガンシクロビル 10 mg/kg/日 分2 点滴静注

ニューモシスチス・ジロベッチ

> ST合剤 8〜12錠 分3 内服

(4) 肺膿瘍

グラム陽性球菌

> ペントレックス 0.5〜1 g 静注(生理食塩水 100 ml)
> 　　　　　　　1日2〜4回

グラム陰性桿菌

> アザクタム 1 g 静注(生理食塩水 100 ml)1日2回

嫌気性菌

> ダラシンP 300〜600 mg 点滴静注 1日2〜4回

check 必要に応じ,チューブ挿入(ドレナージ).

(5) 肺結核

a. 初回治療（軽症：塗抹陰性例）

```
イスコチン（100 mg）4錠/日　分2
リファジン（150 mg）3カプセル/日　分1
ピドキサール（20 mg）1錠/日　分1　6〜9カ月間
```

b. 初回治療（塗抹陽性例）

```
イスコチン（100 mg）4錠/日　分2
リファジン（150 mg）3カプセル/日　分1
ピラジナミド　1.5〜2.0 g/日　分1〜3
エブトール（250 mg）4錠/日　分2
```

2カ月間．その後 INH，RFP，EB（または SM）で6カ月間

```
イスコチン（100 mg）4錠/日　分2
リファジン（150 mg）3カプセル/日　分1
エブトール（250 mg）4錠/日　分2　12カ月間
```

```
イスコチン（100 mg）4錠/日　分2
リファジン（150 mg）3カプセル/日　分1
ストレプトマイシン硫酸塩　0.75 g　筋注　1回/日
　　2〜3カ月連日　その後2回/週　計6カ月
```

c. 再治療（3剤以上の併用が望ましい）

短期化学療法後の再発例

```
イスコチン（100 mg）4錠/日　分2
リファジン（150 mg）3カプセル/日　分1
ストレプトマイシン硫酸塩　0.75 g　筋注　1回/日
　　2〜3カ月連日　その後2回/週　計6カ月
```

SM, INH, PAS による既治療例

エブトール（250 mg）4 錠/日　分 2
リファジン（150 mg）3 カプセル/日　分 1
カナマイシン　1 g　筋注　2 回/日　2 日/週

> **check**　PZA は最初の 2 カ月間のみ使用（延長してはならない）．
> 初回治療で，容易に排菌が消失した場合，治療期間は 6〜9 月，PZA を加えたら 6 カ月で十分．

(6) 非結核性抗酸菌症

a. 肺 MAC 症

M. avium complex（非定型の 65%）

リファジン（150 mg）3 カプセル/日
エブトール（250 mg）3 錠/日　分 1
クラリスロマイシン（CAM）（200 mg）　2 回/日　分 2

> **check**　治療期間：菌陰性化後 9 カ月〜1 年
> 難治例にはカナマイシン注，ニューキノロン，AMK も考慮する（ただし，これらは健康保険の適用は認められていない）．

b. 肺カンサシ症

化学療法の効果が非常に高い診断がついたらただちに治療を開始する．

リファジン（150 mg）3 カプセル/日　分 1
エブトール（250 mg）3 錠/日　分 1
イスコチン（100 mg）3 錠/日　分 1

(7) 肺アスペルギルス症

a. 浸潤性肺アスペルギルス症

| ファンガード点滴用 1回 300 mg/日 1日1回 点滴静注 |

| ファンギゾン 50 mg/日 300〜500 ml の溶解液（生理食塩水は不可）に溶解し，初回1 mg/日 1日1回から2〜3日ごとに増量 3〜6時間で点滴静注 |

| イトリゾール(50 mg) 2〜4カプセル/日 分1 食直後に |

b. 気管支肺アスペルギローマ

| ファンガード点滴用 1回 150〜300 ml 1日1回 点滴静注 |

| ファンギゾン注（50 mg）1〜15 mg 1〜2回/週 経気管支鏡下・経皮カテーテルにて空洞内注入 |

| フロリードF 60〜100 mg 生理食塩水 5〜10 ml（経気管支鏡的・経皮的） 空洞内注入 3〜5回/週 |

| イトリゾール（50 mg）2〜4カプセル 分1 食直後 |

c. アレルギー性気管支肺アスペルギルス症（ABPM）

| イトリゾール（50 mg）2〜4カプセル/日 分1 朝食後 プレドニン（5 mg）1〜6錠/日 分1 朝食後 |

| ジフルカン（100 mg）2錠/日 分2 プレドニン（5 mg）1〜6錠/日 分1 朝食後 |

> check 喀血を頻回に繰り返す場合には，外科的切除術が必要．

(8) 肺クリプトコッカス症

ファンギゾン注（50 mg） 初回 1 mg　1日1回　300〜500 ml の溶解液（生理食塩水は不可）に溶解し，6〜24時間で点滴静注 2〜3日ごとに増量し，50 ml/日とする
アンコチル（500 mg）10〜15錠（150 mg/kg）/日　分3
ジフルカン注　1回　100〜400 mg　1日1回　点滴静注
フロリードF　400 mg 生理食塩水　100 ml　点滴静注　1日2〜3回

症状が改善したら外来で

イトリゾール（50 mg）2〜4錠/日　分1（食直後） 3〜6カ月

> **check**　健常者に発症した小結節陰影で無症状の場合，自然治癒の可能性．2〜3カ月経過観察．

(9) 肺カンジダ症

ジフルカンカプセル（100 mg）2〜4カプセル　分1
ジフルカン注　1回　200〜400 mg　1日1回　点滴静注
ファンガード注　1回　150 mg　1日1回　点滴静注

(10) compromised host の感染症

MRSA感染症

バンコマイシン　500 mg 200 ml 以上の輸液　1時間以上かけて点滴静注　1日2回

緑膿菌感染症

| モダシン 1〜2 g |
| 生理食塩水 100 ml 点滴静注 1日2回 |

| チエナム 0.5〜1 g |
| 生理食塩水 100 ml 点滴静注 1日2回 |

カンジダ感染症

| ジフルカン（100 mg）2錠/日 分2 |

Pneumocystis jiroveci 肺炎

| バクタ 12錠/日 分4 |

| ペンタミジン 4 mg/kg |
| 生理食塩水 100 ml 1時間以上かけて点滴静注 1日1回 |

重症の場合はステロイドを併用

| プレドニン（5 mg）16錠/日（5日間）→ 8錠/日（5日間）
　　　　　　　　　　　　→ 4錠/日（維持量） |

サイトメガロウイルス肺炎

| ガンシクロビル 5 mg/kg |
| 生理食塩水 100 ml 1時間以上かけて点滴静注 1日2回 |

> check *P. jiroveci* 感染症例はサイトメガロウイルスを合併すること多し．

(11) 肺吸虫症

| ビルトリシド（600 mg）25〜75 mg/kg/日 分2 2〜3日 |

5. 気道閉塞性疾患

(1) COPD の病期分類（予測 1 秒量に対する比率）

病期		定義
I 期	軽度の気流閉塞	$\% FEV_1 \geqq 80\%$
II 期	中等度の気流閉塞	$50\% \leqq \% FEV_1 < 80\%$
III 期	高度の気流閉塞	$30\% \leqq \% FEV_1 < 50\%$
IV 期	きわめて高度の気流閉塞	$\% FEV_1 < 30\%$

気管支拡張薬投与後の 1 秒率（FEV_1/FVC）70％未満が必須条件．

<慢性安定期の薬物治療>

ステップ 1（病期 I 期の症例）

・無症状の場合：経過観察
・労作性呼吸困難などの臨床症状がある場合

スピリーバ吸入用カプセル（18 μg） 1 回/日

シーブリ吸入用カプセル（50 μg） 1 回/日

ステップ 2（病期 II～III 期の症例）

スピリーバレスピマット（2.5 μg）2 吸入/日 分 1

スピリーバ吸入用カプセル（18 μg） 1 回/日

ユニフィル LA 錠（400 mg） 1 回/日

上記の組み合わせで効果が不十分な場合

スピオルトレスピマット 2 吸入/日 分 1

ユニフィル LA 錠（400 mg） 1 回/日

ステップ3（病期Ⅳ期の症例）

スピリーバレスピマット（2.5 μg）2吸入/日　分1
セレベント（50 μg）2吸入/日　分1
テオドール錠（200 mg）2錠/日　分2
プレドニン錠　0.5 mg/kg/日

経口ステロイドは，プレドニン換算で0.5 mg/kg/日を2週間続け，投与前後での1秒量の変化，6分間歩行試験など客観的な効果を評価し，効果がない場合は2週間で中止する．

客観的効果（例えば1秒量で15％以上かつ200 ml以上の改善）が認められた場合は，その効果を維持できる最小量まで漸減する．

経口ステロイドの維持療法から，吸入ステロイド療法（ベクロメタゾン800～1000 μg/日）への切り替えも考慮する．

（日本呼吸器学会．COPD診断と治療のためのガイドライン．第4版，2013参照）

＜処方例＞

セレベント（50 μg）2回/日　吸入
スピリーバ（18 μg）1回/日　吸入

アドエアディスカス（100, 250, 500 μg）2回/日　吸入 　症状に応じて，1回250 μg，500 μg　2回/日に増量

シムビコートタービュヘイラー　8吸入/日　分2

(2) びまん性汎細気管支炎

基本的治療（6～24カ月続ける）

エリスロシン（200 mg）2～3錠/日　分2～3
クラリシッド（200 mg）1錠/日　分1

気道感染合併時

モダシン 1 g 生理食塩水 100 ml 点滴静注 1日2回
チエナム 0.5 g 生理食塩水 100 ml 点滴静注 1日2回

補助療法

去痰剤,ネブライザー,体位ドレナージ
テオロング(200 mg)2錠/日 分2 ムコダイン(500 mg)3錠/日 分3
アロテック 0.2〜0.5 ml ビソルボン 2 ml 生理食塩水 10 ml 超音波ネブライザー吸入 1日3〜5回

check 基本的治療(エリスロシン少量長期使用)に加えて,吸入・ドレナージ療法が必須.

(3)気管支喘息

喘息の長期管理における重症度対応段階的薬物療法

重症度		ステップ1 軽症間欠型	ステップ2 軽症持続型
症状の特徴		・症状が週1回未満 ・症状は軽度で短い ・夜間症状は月に1〜2回	・症状は週1回以上,しかし毎日ではない ・日常生活や睡眠が妨げられることがある: 月1回以上 ・夜間症状が月2回以上
長期管理薬	基本治療	吸入ステロイド薬 (低用量) 上記が使用できない場合 以下のいずれかを用いる LTRA テオフィリン徐放製剤 (症状が稀であれば必要なし)	吸入ステロイド薬 (低〜中用量) 上記で不十分な場合に 以下いずれか1剤を併用 LABA (配合剤の使用可) LTRA テオフィリン徐放製剤
	追加治療	LTRA以外の 抗アレルギー薬[*1]	LTRA以外の 抗アレルギー薬[*1]
発作治療[*4]		吸入SABA	吸入SABA

ICS:吸入ステロイド薬, LABA:長時間作用性β_2刺激薬,
LAMA:長時間作用性抗コリン薬, LTRA:ロイコトリエン受容体拮抗薬,
SABA:短時間作用性β_2刺激薬

(喘息予防・管理ガイドライン2015. 日本アレルギー学会)

ステップ3 中等症持続型	ステップ4 重症持続型
● 症状が毎日ある ● 短時間作用性吸入β_2刺激薬頓用がほとんど毎日必要 ● 日常生活や睡眠が妨げられる:週1回以上 ● 夜間症状が週1回以上	● 治療下でもしばしば増悪 ● 症状が毎日 ● 日常生活に制限 ● しばしば夜間症状
吸入ステロイド薬 (中〜高用量)	吸入ステロイド薬 (高用量)
上記に下記のいずれか1剤,あるいは複数を併用 LABA(配合剤使用可*5) LTRA テオフィリン徐放製剤 LAMA*6	上記に下記の複数を併用 LABA(配合剤使用可) LTRA テオフィリン徐放製剤 LAMA*6 抗IgE抗体*2, 7 経口ステロイド薬*3, 7
LTRA以外の 抗アレルギー薬*1	LTRA以外の 抗アレルギー薬*1
吸入SABA*5	吸入SABA

*1:抗アレルギー薬は,メディエーター遊離抑制薬,ヒスタミンH_1拮抗薬,トロンボキサンA_2阻害薬,Th2サイトカイン阻害薬を指す.
*2:通年性吸入アレルゲンに対して陽性かつ血清総IgE値が30〜1,500 IU/mlの場合に適用となる.
*3:経口ステロイド薬は短期間の間欠的投与を原則とする.短期間の間欠投与でもコントロールが得られない場合は,必要最小量を維持量とする.
*4:軽度の発作までの対応を示し,それ以上の発作についてはガイドラインの「急性増悪(発作)への対応(成人)」の項を参照.
*5:ブデソニド/ホルモテロール配合剤で長期管理を行っている場合には,同剤を発作治療にも用いることができる.長期管理と発作治療を合わせて1日8吸入までとするが,一時的に1日合計12吸入まで増量可能である.ただし1日8吸入を超える場合は速やかに医療機関を受診するよう患者に説明する.
*6:チオトロピウム臭化物水和物のソフトミスト製剤.
*7:LABA, LTRAなどをICSに加えてもコントロール不良の場合に用いる.

ステップ1（軽症間欠型）

フルタイド（100 μg）1～2吸入/日 分1～2 オノン 4カプセル/日 分2

ステップ2（軽症持続型）

シングレア錠（10 mg）1錠/日 分1 就寝前 アドエアディスカス（250 μg）2吸入/日 分2
テオロング錠（200 mg）2錠/日 分2 フルタイド（100 μg）2吸入/日 分2
シングレア錠（10 mg）1錠/日 分1 フルタイド（100 μg）2吸入/日 分2

ステップ3（中等症持続型）

テオロング錠（200 mg）2錠/日 分2 フルタイド（200 μg）2吸入/日 分2
オノン 4カプセル/日 分2 キュバール（100 μg）2吸入/日 分2
シムビコートタービュヘイラー 1回2吸入 1日2回 シングレア錠（10 mg）1錠/日 分1
アドエアディスカス（250 μg）2吸入/日 分2 シングレア錠（10 mg）1錠/日 分1

ステップ4（重症持続型）

シムビコートタービュヘイラー 4吸入 1日2回 シングレア錠（10 mg）1錠/日 分1

SMART療法：シムビコートの吸入回数を8回/日まで増やすことができる．

フルタイド (200 μg) 4〜8吸入/日 分4〜8
セレベント (50 μg) 2吸入/日 分2

テオロング錠 (200 mg) 3錠/日 分3
フルタイド (200 μg) 3吸入/日 分3
プレドニン (5 mg) 12錠/日 分1夕食後
3日ごとに5〜10 mgずつ減量

サクシゾン注 (300 mg) 2〜5アンプル 2〜5筒
ソリタT3 (500 ml) 1〜2筒
ネオフィリン注 (250 mg) 1〜2筒

check　ピークフローの自己測定.
　　　一般的にステップアップより，ステップダウンが
　　　望ましい.
　　　ペット，枕，じゅうたんなどの生活環境の改善.

(4) 気管支拡張症

喀痰ドレナージ，気道感染対策，血痰・喀血対策が中心

アロテック 0.2〜0.5 ml
ビソルボン 2 ml
生理食塩水 10 ml 超音波ネブライザーで吸入
1日3〜5回

ムコフィリン 2 ml
生理食塩水 8 ml 超音波ネブライザーで吸入 1日3〜5回

ムコソルバン (15 mg) 3錠/日 分3
テオロング (200 mg) 3錠/日 分3

持続感染症に対して

エリスロマイシン (200 mg) 2〜3錠/日 分1 3〜24カ月

急性感染症に対して

| シプロキサン (200 mg) 2錠/日 分2 |

| サワシリン (250 mg) 4カプセル/日 分4 |

| ユナシン-S注 1回3g 2〜4回/日 点滴静注 |

| メロペン注 1回0.5g 3〜4回/日 点滴静注 |

喀血・血痰に対して

| アドナ (30 mg) 3錠/日 分3 |

| トランサミン (500 mg) 3錠/日 分3 |

check 超音波ネブライザーによる生理食塩水＋去痰剤の吸入による痰のドレナージが基本！

6. アレルギー性肺疾患

(1) 好酸球性肺炎

慢性好酸球性肺炎

| プレドニン (5 mg) 4〜8錠/日 分1 3〜6カ月 |

急性好酸球性肺炎

| プレドニン (5 mg) 4〜8錠/日 分1 |

| ソル・メドロール 1,000 mg 点滴静注 3日間 その後プレドニン (5 mg) 12錠/日 分1 漸減 |

| アイピーディ (トシル酸スプラタスト) (100 mg) 3錠/日 分3 |

check 維持療法として低用量の経口ステロイド剤と高用量の吸入ステロイドを併用する．

(2) 過敏性肺臓炎

中等症

| プレドニン (5 mg) 4〜8錠/日 分1 2〜3週間 |

重症

プレドニン (5 mg) 12〜16錠/日 分2

ソル・メドロール 1000 mg 点滴静注 3日間 　　　　　　　その後プレドニン錠

> **check** 軽症例は抗原からの隔離のみで治癒.
> 家屋などの環境改善が必須.

(3) 薬物性肺炎

プレドニン (5 mg) 8〜12錠/日 分1〜2 　　　　3〜4週間で維持量 (4〜6錠/日) へ

> **check** 薬物治療歴, リンパ球刺激試験により原因薬剤を推定.

(4) Goodpasture 症候群

中等症

プレドニン (5 mg) 12錠/日 分1〜2 　　　　4週間で3錠/日まで減量, さらに2カ月で中止

重症

55歳以下, 白血球 3,500 以上

ソル・メドロール 1000〜1500 mg 点滴静注 3〜7日間 　　→プレドニン (5 mg) 12錠/日 分2〜3

55歳以上, 白血球 3,500 以下

エンドキサン 2〜3 mg/kg/日 点滴静注 1日1回 または イムラン 1 mg/kg/日 点滴静注 1日1回 8週間

7. 塵肺

(1) 珪肺症

a. 痰が多い場合

ムコダイン (500 mg) 3錠/日 分3
ムコソルバンLカプセル (45 mg) 1カプセル/日 分1

b. COPDの要素があり，呼吸困難がある場合

スピリーバレスピマット (2.5 µg) 2吸入/日 1日1回

c. 細菌感染合併時

ジェニナック (200 mg) 2錠/日 1日1回

(2) 石綿肺（頑固な乾性咳嗽に対して）

フスコデ 9錠/日 分3
テオドール (100 mg) 3錠/日 分3

8. 間質性肺炎

(1) 特発性間質性肺炎 (IPF)

治療に抵抗性で不治の病気である．病態の進行抑制を目標に治療方針を組み立てる．

a. 進行期

下記を併用

ピレスパ錠 (200 mg) 1回1錠 　1日3回から漸増し，1回2～3錠1日3回で維持　食後 ムコフィリン吸入液 (20 %) 1回2 ml 　(生理食塩水で希釈) 1日2回 (ネブライザー使用)

b. 副作用対策

光線過敏症に日焼け止めクリーム（随時）
消化器症状に ガスモチン錠（5 mg）3錠/日 分3

c. 不安定期

エリスロシン錠（200 mg）2〜3錠/日 分2〜3

d. IPFの急性増悪時の治療

ステロイドパルス療法

メチルプレドニゾロン（mPSL）1000 mg/日，3日間，点滴静注

反応をみながら1週ごとに繰り返す（1〜4回）

→ IPFの治療例へ

〔日本呼吸器学会びまん性肺疾患の診断・治療ガイドライン作成委員会, 編集. 特発性間質性肺炎診断と治療の手引き（改訂第2版）. 東京, 南江堂：2011〕

(2) NSIPの治療

① ステロイド単独療法

```
PSL 0.5〜1mg/kg/日
      ↓
PSLは2〜4週ごとに5mg減量
      ↓
  1カ月ごとに効果判定
 症状改善すれば治療終了
```

治療反応性が不良であれば
②, ③へ変更

② ステロイド漸減
      ＋
   免疫抑制薬療法

```
   PSL 0.5mg/kg/日
＋免疫抑制薬（#1, #2, #3)
      ↓
PSLは2〜4週ごとに5mg減量
   ＋免疫抑制薬
      ↓
  計3カ月後効果判定
      ↓
   PSL 10mg/日
 あるいは20mg/隔日
   ＋免疫抑制薬
```

細胞型（cellular NSIP）なら①，線維化型（fibrotic NSIP）なら
②，③を基本とする．

〔日本呼吸器学会びまん性肺疾患の診断・治療ガイドライン作成委員会,
編集. 特発性間質性肺炎診断と治療の手引き(改訂第2版). 東京：南江
堂；2011〕

③ステロイド隔日
+
免疫抑制薬療法

```
PSL 20mg/隔日 +
免疫抑制薬（#1, #2, #3）
       ↓
    減量せず
   上記を継続
       ↓
  計3カ月後効果判定
       ↓
    同量で維持
```

#1 アザチオプリン 2〜3mg/kg/日
#2 シクロホスファミド 1〜2mg/kg/日
#3 シクロスポリン 3.0mg/kg/日〜

(3) BOOP

プレドニン（5 mg）10〜12錠/日　分1〜2　漸減
ソル・メドロール 1,000 mg 点滴静注 3日間 　その後経口　漸減
イムラン（50 mg）1〜3錠/日　分1〜3

(4) 膠原病肺

活動期

| プレドニン (5 mg) 6〜12錠/日 分1 |
| 漸減して, 2〜4錠/日 分1 が維持量 |

急性増悪期

| ソル・メドロール 1,000 mg 点滴静注 3日間 以後漸減 |

check 膠原病肺へのステロイドの効果は,
SLE > PM/DM > RA > PSS の順.

9. 放射性肺臓炎

| プレドニン (5 mg) 6〜8錠/日 分1 |
| 数週持続してからゆっくり減量 |

呼吸不全例（重症）

| ソル・メドロール 1000 mg 点滴静注 3日間→ |
| プレドニン (5 mg) 1 mg/kg/日 分2〜3 経口に変更 |

check 軽症例は無治療またはNSAIDsの経口投与.
重症例は, ステロイドに全く反応しないものあり.

10. 嚥下性肺炎

| サクシゾン 500 mg 点滴静注 必要に応じて繰り返す |

| ネオフィリン 250 mg 点滴静注 1日2回 |

抗生物質療法

| モダシン 2 g 点滴静注 1日2回 |

| ダラシンP 1,200 mg 点滴静注 1日2回 |

check 軽症例は, 抗生物質投与のみで経過をみる.

11. サルコイドーシス

初期投与量

| プレドニン (5 mg) 6錠/隔日 または12錠/隔日 |
| 分1〜2　3カ月 |

改善例

| 1錠/月ずつ減量　維持量2〜3錠/日 |

不変例

| 急速減量 |

> check　無症状の症例は，ステロイドを使用せず，経過をみる．
> 拡散能低下，眼症状等あればステロイド使用．

12. 肺好酸球性肉芽腫症

　　　（LCG: Langerhans cell granulomatosis）

| プレドニン (5 mg) 0.5〜1 mg/kg/日　分1 |

> check　肺限局性の場合，禁煙が最優先．

13. 原発性肺癌

1. 小細胞癌 (SCLC)

a. LD (limited disease)

最大量 PE 併用胸部放射線同時療法

> ブリプラチン（ランダ）注 1回 80 mg/m²
>   生理食塩水に溶解し1～2時間かけて点滴静注（第1日目）
> ベプシド（ラステット）注 1回 100 mg/m²
>   生理食塩水500 mlに溶解し1～2時間かけて点滴静注（第1, 2, 3日目）

> check 上記治療を放射線併用時は4週ごと，放射線終了後は3週ごとに合計4コース以上行う．
> 胸部放射線照射は第2日目より1回1.5Gy1日2回（6時間以上の間隔を空けて）15日間計45Gy/15fr 照射する．
> CDDP の投与が困難な症例に対しては CDDP をカルボプラチンに置き換えた治療が行われる．
> CDDP の投与時は十分な尿量を確保できる輸液を行う．制吐薬（5HT₃受容体拮抗薬＋ステロイド）を予防投与．

b. ED (extensive disease)

最大量 IP 療法

> ブリプラチン（ランダ）注 1回 60 mg/m²
>   生理食塩水に溶解し1～2時間かけて点滴静注（第1日目）
> カンプト（トポテシン）注 1回 60 mg/m²
>   生理食塩水に溶解し90分かけて点滴静注（第1, 8, 15日目）

以上を4週ごとに繰り返し,合計4～6コースを行う.

> **check** CPT-11投与時,水様性下痢が認められた場合は,CPT-11投与を中止し,下痢が止まるまで2時間ごとにロペミンなど止痢薬を投与.

c. 再発時の治療

再発までの期間が6カ月以上経過した症例は,前回と同じ治療を繰り返す.6カ月以内に再発した症例や前治療抵抗性SCLCの予後は不良で,確立された治療法はない.

2. 非小細胞癌(NSCLC)

1) 早期非小細胞肺癌

a. Stage ⅠA

手術単独

b. Stage ⅠB

ユーエフティE配合カプセル
1日250 mg/m² 2～3回に分服 2年間

c. Stage ⅡA, ⅡB, 手術可能ⅢA

下記を併用

ランダ注 80 mg/m² 点滴静注1日目
ナベルビン注 25 mg/m² 点滴静注1・8日目
3週ごとに4コース

2) 手術不能非小細胞肺癌（Stage ⅢA，ⅢB）

下記の (1)，(2) のいずれかの化療と放射線療法の併用

(1)
パラプラチン注　AUC2　点滴静注　1日目
タキソール注　40 mg/m²　点滴静注　1日目
1週ごとに6コース

(2)
ランダ注　40 mg/m²　点滴静注　1・8日目
ワンタキソテール注　40 mg/m²　点滴静注　1・8日目
4週ごとに2コース

(3)
放射線照射　1回2グレイ　1日1回　週5回
合計60グレイ（30回照射）
化学療法と同時に開始

3) 進行非小細胞肺癌（Stage Ⅳ）

(1) EGFR 遺伝子変異陽性例

a. EGFR-TKI による急性肺障害のリスクが無い

非小細胞肺癌

下記のいずれか

イレッサ錠（250 mg）1錠/日　分1食後
タルセルバ錠（150 mg）1錠/日　分1食後2時間
ジオトリフ錠（40 mg）1錠/日　分1食後2時間

b. EGFR-TKI による急性肺障害のリスクがある

非扁平上皮非小細胞肺癌

下記のいずれか

| ランダ注　75 mg/m² 　点滴静注　1日目 |
| アリムタ注　500 mg/m² 　点滴静注　1日目 |
| 　上記4コースごとに4コース |

| パラプラチン注　AUC6　点滴静注　1日目 |
| タキソール注　200 mg/m² 　点滴静注　1日目 |
| アバスチン注　15 mg/kg　点滴静注　1日目 |
| 　上記を3週ごとに4コース |

(2) EGFR 遺伝子変異陰性例・不明例

下記のいずれか

| パラプラチン注　AUC6　点滴静注　1日目 |
| タキソール注　200 mg/m² 　点滴静注　1日目 |
| 　上記を3週ごとに4コース |

| パラプラチン注　AUC6　点滴静注　1日目 |
| アブラキサン注　100 mg/m² 　1・8・15日目 |
| 　上記を3週ごとに4コース |

| ランダ注　80 mg/m² 　点滴静注　1日目 |
| トポテシン注　60 mg/m² 　点滴静注　1・8・15日目 |
| 　上記を4週ごとに4コース |

| ランダ注　80 mg/m² 　点滴静注　1日目 |
| ジェムザール注　1,000 mg/m² 　点滴静注　1・8日目 |
| 　上記を3週ごとに4コース |

1. 呼吸器疾患

```
ランダ注　80 mg/m²　点滴静注　1日目
ナベルビン注　25 mg/m²　点滴静注　1・8日目
　上記を3週ごとに4コース
```

(3) 高齢者非小細胞肺癌（75歳以上）

下記のいずれかを使用する

```
ワンタキソテール注（60 mg/m²）点滴静注　1日目
　3週ごとに4コース
```

```
ナベルビン注（25 mg/m²）点滴静注　1・8日目
　3週ごとに4コース
```

14. 胸膜炎

(1) 肺炎随伴性胸水

```
チエナム　0.25 g　点滴静注　1日2回
```

　check　抗生物質の種類は起因菌により変更する．

(2) 結核性胸膜炎

```
イスコチン末　0.3～0.4 g/日　分1～2
リファジン（150 mg）3カプセル/日　分1
エサンブトール（250 mg）3錠/日　分1～3
```

(3) 癌性胸膜炎

```
アドリアシン　30～60 mg
ピシバニール　5～20 KE
胸水をできるだけドレナージした後, 胸膜腔内に注入,
　2～8時間留置（ドレインをクランプ）
```

```
ミノマイシン注（100 mg）3～10A を 200 ml の生理食塩
　水に溶解し, 胸膜腔内注入
```

> check 結核性胸膜炎で，最初に胸水を排除し，治療開始2週間後でも胸水増加傾向があれば，プレドニン20～30 mg経口を2～4週間，漸減法で．

15. 呼吸中枢の異常
(1) 肺胞低換気

ダイアモックス（250 mg）2錠/日　分2
ドプラム　1～2 mg/kg/時　点滴静注

(2) 過換気症候群
発作時

セルシン（ジアゼパム）10 mg　筋注

発作寛解期

セルシン（2 mg）2錠/日　分2
メイラックス（2 mg）1錠/日　分1
ランドセン（0.5 mg）3錠/日　分3
インデラル（10 mg）3錠/日　分3
リーゼ（10 mg）3錠/日　分3

> check 従来，ペーパーバック再呼吸法が施行されてきたが，低酸素状態を起こす危険性が高く，現在は施行しない．

2. 循環器疾患

1. 狭心症
(1) 発作時
```
ニトロペン (0.3 mg) 1錠　舌下
```
```
ミオコールスプレー　1回 (0.3 mg) 噴霧
```

(2) 発作予防
```
アイトロール (20 mg) 2錠/日　分2
```
```
フランドルテープ　1枚 (40 mg) 24時間ごと　貼付
```
```
ニトロールR (20 mg) 2カプセル/日　分2
シグマート (5 mg) 3錠/日　分3
```

(3) 労作性狭心症
```
バイアスピリン (100 mg) 1錠/日　朝食後
```
```
メインテート (2.5 mg) 1錠/日　朝食後
```
効果不十分なら以下追加
```
ヘルベッサーR (100 mg) 1カプセル/日　分1
```

(4) 冠攣縮性狭心症
```
アダラートCR (20 mg) 1錠/日　分1
```
```
アムロジン　2.5～5 mg/日　分1
```

(5) 不安定狭心症
```
バイアスピリン (100 mg) 噛み砕いて服用
　翌日より1錠/日　分1
```
```
ミリスロール原液　3 ml/h　点滴静注
```

> ヘパリン 3000単位 静注後 ヘパリン1万単位＋生理食塩水 90 ml 4 ml/h で点滴静注

早期の冠動脈造影と血行再建を検討する．

2. 急性心筋梗塞

> バイアスピリン（100 g）2錠 噛み砕いて服用

インターベンションを行うときは

> プラビックス（75 mg）1回4錠
> もしくは
> エフィエント（5 mg）1回4錠

いずれかを追加服用

> ヘパリン 3000単位 静注

冠動脈ステント留置後は

> バイアスピリン（100 mg）1錠/日 分1

に加えて

> プラビックス（75 mg）1錠/日 分1

もしくは

> エフェイント（3.75 mg）1錠/日 分1

いずれかを併用する

鎮痛

> モルヒネ塩酸塩 5 mg 静注
> もしくは
> レペタン 0.2 mg 静注

心室頻拍出現時

| リドカイン　50 mg　静注 |
| オリベス　6ml/h　持続投与 |

| アミオダロン1アンプル（150 mg）
① 125 mg + 5 ％ブドウ糖 100 ml　10 ml/min で点滴静注
② 750 mg + 5 ％ブドウ糖 500 ml　33 ml/h 持続点滴
　　　　　　　　　　　　　　　　　　　　　　（6 時間）
③ 750 mg + 5 ％ブドウ糖 500 ml　17 ml/h |

心不全の対して

軽度の血圧低下時（100 mmHg 以下）

| ドブトレックス　3 μg/kg/分　持続静注 |

著しい血圧低下時（80 mmHg 以下）

| ノルアドレナリン　0.05 μg/kg/分から開始　持続点滴 |

3. 慢性心不全

β 遮断薬

| アーチスト（1.25 mg）2 錠/日　分 2
　20 mg/日を目標に数週ごとに増量 |

もしくは

| メインテート（0.625 mg）1 錠/日　分 1
　5 mg/日を目標に数週ごとに増量 |

ACE 阻害薬

| レニベース　2.5 mg/日　分 1 |

嗽があれば ARB に変更

| ブロプレス　2 mg/日　分 1 |

アルドステロン拮抗薬

アルダクトンA（25 mg）1錠/日　分1

セララ（50 mg）1錠/日　分1

うっ血や体液貯留があれば

ラシックス（20 mg）1～2錠/日　分1～2

ダイアート（30 mg）1～2錠/日　分1

上記の組み合わせで無効のとき

アカルディ（1.25 mg）2～4錠/日　分2

ハーフジゴキシン（0.125 mg）1錠/日　分1

4. 急性心不全

酸素投与，血圧上昇し呼吸困難が著しいときはNPPV装着
血圧が保たれているとき

ニトロール　2 mg　静注
ミリスロール　0.1～0.2 μg/kg/分　持続点滴

血圧低値（100 mmHg）以下のとき

ドブトレックス　1～3 μg/kg/分　持続点滴

肺うっ血，体液貯留に対して

ラシックス　20 mg　静注　1日1～2回

頻脈性心房細動合併時

ジゴシン　0.25 mg　点滴静注

β遮断薬内服時

ミルリーラ注　0.025 μg/kg/分　持続静注

5. 不整脈
(1) 上室性不整脈

| サンリズム (50 mg) 3 カプセル/日　分 3 |

| アスペノン (10 mg) 2 カプセル/日　分 2 |

頻脈傾向の場合

| メインテート　1.25 〜 2.5 mg/日　分 1 |

 症状の強い場合や，心房細動・発作性上室性頻拍の発端となる場合に薬物療法の適応となり，それ以外は経過観察とする．

(2) 心房細動
a. 発作性心房細動

発作出現時から 48 時間以内，心機能・腎機能問題なければ

薬物的除細動

| サンリズム (50 mg) 点滴静注 |

経口薬での急性停止

| サンリズム (50 mg) 1 回 2 カプセル |

心拍数調節

| ワソラン 5 mg　点滴静注 |

心機能が悪い時は

| ジゴシン　0.25 mg　点滴静注 |

洞調律の維持

| サンリズム (50 mg) 3 カプセル/日　分 3 |

| タンボコール (50 mg) 2 〜 4 錠/日　分 2 |

抗凝固療法

CHADS2 スコア 1点以上で治療

| プラザキサ （110 mg） 2 カプセル/日　分2 |
| （75 mg） 4 カプセル/日　分2 |

| イグザレルト （10 mg） 1 錠/日　分1 |
| （15 mg） 1 錠/日　分1 |

| エリキュース （2.5 mg） 2 錠/日　分2 |
| （5 mg） 2 錠/日　分2 |

| リクシアナ　30 〜 60 mg　分1 |

用量は腎機能, 体重, 年齢で調整

b. 慢性心房細動

心拍数調節

| メインテート　2.5 〜 5 mg/日　分1 |
| ワソラン （40 mg） 3 〜 6 錠/日　分3 |
| ハーフジゴキシン （0.125 mg） 1 錠/日　分1 |

抗凝固療法　CHADS2 1点以上で導入

(3) 発作性上室性頻拍

発作の停止

| ワソラン　5 mg + 生理食塩水　18 ml （計 20 ml） 5分かけて静注 |
| アデホス　10 〜 20 mg　1 〜 2 秒で静注 |

発作の予防

| ワソラン （40 mg） 3 錠/日　分3 |
| サンリズム （50 mg） 3 カプセル/日　分3 |

(4) 心室性不整脈

自覚症状が強く,器質的心疾患がない時に治療

自覚症状がないときは経過観察可.

| メキシチール (100 mg) 3錠/日 分3 |
| メインテート 2.5～5 mg/日 分1 |
| リスモダンR (150 mg) 2錠/日 分2 |

6. 僧帽弁狭窄症

| ワーファリン (1 mg) 1～5錠/日 分1
　PT-INR 2.0～3.0 を目標に治療 |
| ラシックス (20 mg) 1錠/日 分1 |

心房細動の合併

| ジゴキシン 0.125～0.25 mg/日 分1 |

7. 僧帽弁閉鎖不全症

| レニベース 2.5～5 mg/日 分1 |
| ラシックス (20 mg) 1～2錠/日 分1 |

心房細動の合併

| ジゴキシン 0.125～0.25 mg/日 分1 |

心不全で入院歴あるなら手術を検討

8. 拡張型心筋症

慢性心不全の治療

9. 閉塞性肥大型心筋症

メインテート　2.5〜5 mg/日　分1

シベノール　100 mg　3錠/日　分3

ワソラン　40 mg　3〜6錠/日　分3

上記薬物療法で左室流出路狭窄の軽減が十分でなければ中隔心筋切除術，経皮的中隔心筋焼灼術も選択される．

10. 急性心膜炎

症状が軽度であれば経過観察

ロキソニン（60 mg）3錠/日　分3

対症療法とともに，治療すべき現疾患（膠原病，結核，癌）の有無に注意．

11. 感染性心内膜炎

疑ったら抗菌薬投与前に血液培養少なくとも3セット＋心エコー

日本循環器学会の「感染性心内膜炎の予防と治療に関するガイドライン（2008年改訂版）」を参照に抗菌薬選択する．

予防

ハイリスク群では歯科，口腔手技時に予防投与を行う．

米国ガイドラインの標準的予防法

サワシリン（250 mg）1回8カプセル　処置1時間前

日本化学療法学会

サワシリン（250 mg）2カプセル　処置1時間前

ハイリスク群とは

人工弁置換術後,感染性心内膜炎既往,複雑性チアノーゼ性先天性心疾患,ステロイド大量投与中,弁逆流を伴う僧帽弁逸脱,ペースメーカー,ICD 植込み,閉塞性肥大型心筋症

12. 肺塞栓症
(1) 抗凝固療法

ヘパリン　5000 単位　静注
ヘパリン　10000 〜 15000 単位/日　持続静注

経口薬なら

イグザレルト (15 mg) 2 錠/日　分 2　3 週間 　その後はイグザレルト (15 mg) 1 錠/日　分 1
リクシアナ　30 〜 60 mg　分 1
エリキュース　5 mg　4 錠/日　分 2　1 週間 　その後はエリキュース (5) 2 錠/日　分 2

(2) 血栓溶解療法

クリアクター　13750 〜 27500 IU/kg を 2 分かけて静注

13. 肺動脈性肺高血圧症

NYHA/WHO 肺高血圧症機能分類を目安に治療薬を選択

NYHA Ⅱ 〜 Ⅲ

トラクリア (62.5 mg) 2 〜 4 錠/日　分 2
レバチオ (20 mg) 3 錠/日　分 3

または下記併用

ヴォリブリス（2.5 mg）2錠/日　分1
アドシルカ（20 mg）2錠/日　分1

NYHA Ⅳ

エポプロステノール注　精密持続点滴装置を用いて静脈内投与

14. 大動脈炎症候群

プレドニン（5 mg）6～10錠/日　分1～2
バイアスピリン（100 mg）1錠/日　分1

15. 末梢性動脈疾患（PAD）

閉塞性動脈硬化症（ASO），Buerger病

プラビックス（75 mg）1錠/日　分1
バイアスピリン（100 mg）1錠/日　分1
プレタール（50 mg）2～4錠/日　分2
パルクス（5～10 μg）1日1回　緩徐に静注

16. レイノー病，レイノー症候群

アダラートCR（20 mg）1錠/日　分1
ドルナー（20 μg）3錠/日　分3
ユベラN（100 mg）3～6カプセル/日　分3

17. 高血圧
(1) 合併症のない高血圧

> ノルバスク 2.5 mg/日 分1

> アダラート CR 20 mg 1錠/日 分1

> オルメテック 20 mg/日 分1

> ミカルディス 40 mg/日 分1

降圧不十分な時は上記薬剤を増量もしくは併用

・ARB + Ca 拮抗薬の合剤

> ユニシア配合錠 1錠/日 分1

・ARB に利尿薬の追加

> ミカルディス 40 mg + フルイトラン 1 mg/日 分1

・ARB + 利尿薬の合剤

> ミコンビ配合錠 1錠/日 分1

(2) 合併症のある高血圧

糖尿病

> ニューロタン (50 mg) 1錠/日 分1

> タナトリル (5 mg) 1錠/日 分1

脂質異常症

> ミカルディス (40 mg) 1錠/日 分1

心不全・陳旧性心筋梗塞

> レニベース (5 mg) 1錠/日 分1
> アーチスト (2.5 mg) 1〜4錠/日 分2

狭心症

> アダラート CR (20 mg) 1〜2錠/日 分1〜2

> ヘルベッサー R (100 mg) 1カプセル/日 分1 夕

慢性腎臓病

エースコール（1 mg）1〜2錠/日　分1

18. 低血圧

メトリジン（2 mg）2錠/日　分2　起床時　昼過ぎ
リズミック（10 mg）2錠/日　分2　起床時　昼過ぎ
ドプスOD（100 mg）1回1〜2錠　1日2〜3回

3. 消化器疾患

1. 悪心・嘔吐

プリンペラン（5 mg）3〜6錠/日 分3 食前
ナウゼリン坐薬（60 mg）2個/日 1日2回（朝・夕） 　　　　　　　　直腸内に挿入

2. 胸やけ

タケプロンOD錠（15 mg）1錠/日 分1 朝食後
ガスターD錠（20 mg）2錠/日 分2 朝・夕食後または 　　　　　朝食後・就寝前

3. げっぷ

ガスモチン（5 mg）3錠/日 分3 毎食後

不安症状を伴う場合

ドグマチール錠（50 mg）3錠/日 分3 毎食後

4. 胃もたれ

六君子湯エキス顆粒（2.5 g）3包/日 分3 毎食前

5. 腹部膨満

ガスモチン（5 mg）3錠/日 毎食前または食後
ガナトン（50 mg）3錠/日 毎食前

6. しゃっくり

| プリンペラン（10 mg）10 mg　静注または筋注 |
| その後維持量として 40 ～ 80 mg/日　1 日 4 回　7 日間 |

| 芍薬甘草湯　3 包/日　分 3　毎食前 |

7. 下痢

| アドソルビン　3.0 g/日　分 3 |
| タンナルビン　3.0 g/日　分 3 |
| ビオスリー配合錠　3 ～ 6 錠/日　分 3 |

check　タンナルビンは牛乳アレルギー，細菌性下痢では禁忌．フェロベリン　6 錠/日　分 3 への変更．

上記無効例

| ロペミン（1 mg）2 カプセル/日　分 2 |

乳糖不耐症

| ミルラクト細粒　乳糖 10 g に対して　1 g 混入 |

8. 便秘

| ラキソベロン液　10 ～ 15 滴/日　分 1　就寝前 |
| アローゼン　0.5 g/日　分 1　就寝前 |
| プルゼニド（12 mg）1 ～ 3 錠/日　分 1　就寝前 |
| 酸化マグネシウム　0.5 ～ 3.0 g/日　分 3 |
| マグラックス（330 mg）3 ～ 6 錠/日　分 3 |
| 新レシカルボン坐薬　1 回 1 個　肛門内挿入 |

check　アローゼン，プルゼニドは痙性便秘には禁忌．

9. 口内炎

ケナログ軟膏（0.1%）適宜 患部に塗布
アフタッチ（0.025 mg）1〜2錠/日 患部に貼付
アズノールST錠（5 mg）4錠/日 歯肉口唇移行部で溶解
サルコート（50 μg）2〜3カプセル/日 患部に噴霧

口腔カンジダ症

フロリードゲル（5 g）5〜20 g/日 口腔内に長時間含んだ 　　　　　　　　　　　　後，嚥下 1日4回 14日間まで
イトリゾール内用液（1%）20 ml 1日1回 7日間

10. 逆流性食道炎

タケキャブ錠（20 mg）1錠/日 分1 4週間 　効果不十分では8週間まで 　再発・再燃を繰り返す場合，その後（10〜20 mg/日） 　維持療法
ネキシウム（20 mg）1カプセル/日 分1 8週間まで 　再発・再燃を繰り返す場合，その後（10〜20 mg/日） 　維持療法
パリエット（10 mg）1錠/日 8週間 　重症の場合は（20 mg）1錠/日 　再発・再燃を繰り返す場合，その後（10 mg）維持療法.

`check` 食後30分の臥床禁止，喫煙・飲酒の制限，肥満の解消.

11. カンジダ性食道炎

イトリゾール内用液（1％）20 ml　1日1回　空腹時

ジフルカン（100 mg）1カプセル　分1　朝食後

check　サイトメガロウイルス感染の合併に注意.

12. 食道アカラシア

アダラート（10 mg）3カプセル/日　分3　食前20～30分 　　　　　　　　　　　　　　　　　経口（保険適応外）

ニトロール（5 mg）3錠/日　分3　食前20～30分 　　　　　　　　　　　　経口または舌下（保険適応外）

check　バルーン拡張術が第1選択となる.

13. 食道静脈瘤

出血時：出血性ショック対策をまず行う.

食道静脈瘤結紮術（EVL）

内視鏡的硬化療法（EIS）

①10％モノエタノールアミンオレイン酸塩（オルダミン）に 　10 ml の血管造影剤を加え，5％として用いる 　1カ所に1～5 ml 注入

②1％エトキシスクレロール　1カ所に3 ml 注入

check　高度肝障害では EVL をまず選択とする.

14. 食道癌: 食道癌診療・治療ガイドライン (2012年) 日本食道学会作成

> FP療法
> ランダ 75 ～ 80 mg/m² 点滴静注 (2時間) day 1
> 5-FU 600 ～ 800 mg/m² 持続点滴静注 (24時間)
> 　day 1 ～ 5　4週ごと

- check　FP療法にドセタキセルを加える場合もある．また，シスプラチンの代わりにネダプラチンを用いる場合もある．
- check　遠隔転移例，術後再発例が適応．術前の補助療法としても行われている．

15. 急性胃炎

> ガスターD錠 (20 mg) 1錠/日　就寝前
> ムコスタ錠 (100 mg) 3錠/日　分3　毎食後

> アシノン (75 mg) 2カプセル/日　分2
> ガストローム 3.0 g/日　分2

- check　誘因として，薬物，ストレス，急性 *H. pylori* 感染などがあげられる．

16. 慢性胃炎

> ガスターD錠 (10 mg) 2錠/日　分2　食後

> ガスモチン (5 mg) 3錠/日　毎食前

> ムコスタ錠 (100 mg) 3錠/日　分3　毎食後

> check 上腹部不定愁訴を示す non-ulcer dyspepsia (NUD) では，ストレスの回避などの生活指導も重要．

17. 胃・十二指腸潰瘍：消化性潰瘍診療ガイドライン（2015）
日本消化器病学会作成

急性期・出血性潰瘍

タケキャブ錠（20 mg）1 錠/日 分 1 朝食後
パリエット錠（10〜20 mg）1 錠/日 分 1 朝食後

（胃潰瘍で 8 週間，十二指腸潰瘍で 6 週間まで）

出血のない通常潰瘍

ガスター D 錠（20 mg）2 錠/日 分 2
アシノン（150 mg）2 カプセル/日 分 2 アルサルミン 3.0 g/日 食後

NSAIDs 潰瘍

ネキシウム（20 mg）1 カプセル/日 分 1 朝食後
サイトテック（200 μg）4 錠/日 毎食後・就寝前 12 週間まで

H. pylori 一次除菌治療

ランサップ 400 または 800 1 シート/日 分 2 7 日間

二次除菌療法

タケキャブ錠（20 mg）1 錠/日 分 1 7 日間
サワシリン（250 mg）6 カプセル/日 フラジール（250 mg）2 錠/日　　分 2 7 日間
ラベファイン 1 シート/日 分 2 7 日間

> check 難治性潰瘍で *H. pylori* 陽性の場合に考慮する．

抑うつ状態の時

```
ドグマチール（50 mg）3錠/日 分3
```

18. 胃癌：胃癌治療ガイドライン第4版（2014）日本胃癌学会作成

早期胃癌

```
内視鏡的粘膜切除術（EMR）
```

```
内視鏡的粘膜下層剥離術（ESD）
```

進行癌

```
胃切除術（幽門側胃切除，胃全摘出など）＋2群リンパ節郭清
```

手術不能例・非治癒切除例

```
（HER2 陰性胃癌）TS-1＋CDDP 療法
  TS-1 カプセル 80 mg/m²/日 分2 day 1〜21
  2週休薬
  ランダ 1回 60 mg/m² 点滴静注 day 8 のみ（2〜3時間）
  5〜6週ごと
```

```
（HER2 陽性胃癌）TS-1 ＋ CDDP ＋トラスツズマブ
  TS-1 ＋ CDDP 療法に加え，
  ハーセプチン 初回 80 mg/kg，2回目以降 60 mg/kg を
  点滴静注（90分以上かけて）3週間隔
```

> check　化学療法を行う前に HER2 検査を行い，HER2 陽性と陰性の胃癌に分けて治療を行う．

19. 胃悪性リンパ腫（低悪性度 MALT リンパ腫）

```
ランサップ 400 または 800　1シート/日 分2
                      7日間（保険適応外）
```

20. 胃切除後症候群

ダンピング症候群

ストロカイン（5 mg）3錠/日 分3 毎食前
ペリアクチン（4 mg）3錠/日 分3 毎食前（保険適応外）

逆流性食道炎

フオイパン（100 mg）3錠/日 分3 毎食後
ネキシウム（10 mg）1カプセル/日 分1

21. 過敏性腸症候群

ポリフル（500 mg）3錠/日 分3 毎食後
セレキノン（100 mg）6錠/日 分3 毎食後
ラックビー 3.0 g/日 分3 毎食後
リーゼ（10 mg）2〜3錠/日 分2〜3 食後

ブスコパン（10 mg）1錠 腹痛時頓用
酸化マグネシウム 1.5 g/日 分3（便秘の際に）
ラックビー 3.0 g/日 分3（下痢の際に）
ワイパックス（0.5 mg）2錠/日 分2

イリボー（5 μg）1錠/日 分1（下痢型の際に）

> [!check] 心理的要因の関与が大きく，抗不安薬の投与やストレスマネージメントの指導で軽快する症例あり．

前段に：

CHOP療法（エンドキサン，アドリアシン，オンコビン，プレドニンを用いる）

22. 腸炎

細菌性腸炎

```
クラビット（500 mg）1錠/日　分1
ビオフェルミンR　3.0 g/日　分3　3日間
```

```
ホスミシン（500 mg）4錠/日　分4
ラックビー　3.0 g/日　分3　3日間
```

> **check** 止痢剤は原則として用いない．軽症例では抗菌剤は不要．用いる場合は，ニューキノロンかホスホマイシン．

23. Crohn病：クローン病診療ガイドライン（2011）日本消化器病学会作成

(1) 急性悪化期

```
IVH管理
```

(2) 活動期

```
エレンタール（80 g）1日6～8包　経管投与
```
```
イントラリポス注（20 %）1回250 ml　週1～2回　点滴静注
```

軽症例

```
ペンタサ（500 mg）6錠/日　分3
または　サラゾピリン（500 mg）6～8錠/日　分3～4
```

中等症～重症例：軽症例の治療に加え

```
プレドニン（5 mg）8錠/日　分2
　　　　　　漸減（1～2週ごとに2.5～5 mgずつ）
```

難治例

```
イムラン（50 mg）1～2錠/日　分1　朝食後
```

```
レミケード 5 mg/kg ＋生理食塩水 250 ml
                    2時間以上かけて点滴静注 8週ごと
```

(3) 寛解期：在宅経腸栄養療法

```
エレンタール散 (80 g) 3包/日 分3 フレーバーを使用
```
```
ペンタサ (500 mg) 3錠/日 分3
```

check 食事療法（高カロリー,低脂肪,低残渣食）が基本.

24. 潰瘍性大腸炎：潰瘍性大腸炎診療ガイドライン (2006) 厚労省研究班作成

(1) 軽症（直腸炎型）

```
ペンタサ (500 mg) 4錠/日 分2
または サラゾピリン (500 mg) 6～8錠/日 分2
```
```
リンデロン坐薬 (1 mg) 1日1回 併用 就寝前
```
```
プレドネマ注腸剤 (20 mg) 20 mg/回 1日1回 併用
                                  直腸内注入
```
```
ペンタサ注腸剤 (1 g) 1 g/日 1日1回 併用 直腸内注入
```

(2) 軽症（左側大腸炎型または全大腸炎型）から中等症

```
ペンタサ (500 mg) 8錠/日 分2
または サラゾピリン (500 mg) 6～8錠/日 分2
```
```
ステロネマ注腸 (3.95 mg) 1本 就寝前 併用 直腸内注入
```

(3) 中等症で炎症反応あり，または2週間の治療で改善なし

```
プレドニン (5 mg) 6～8錠/日 分2～3
```

(4) 重症

```
上記治療にIVH管理
水溶性プレドニン注 1～1.5 mg/kg 静注 1日1回追加
```

(5) 劇症型

①と②を併用する．症状に応じて③〜⑤も併用

> ①ピーエヌツイン1号注から開始 2,000 〜 2,500 kcal/日
> 中心静脈内に持続点滴静注

> ②水溶性プレドニン注 40 〜 80 mg/日 静注 または
> 上下腸間膜動脈に水溶性プレドニン動注 10 〜 50 mg

> ③サンディミュン持続静注療法 4 mg/kg/日
> 中心静脈より24時間持続静注（保険適応外）

> ④血球成分除去療法〔GCAP（アダカラム），LCAP（セルソーバ）〕週1回 5 〜 10 回施行

> ⑤ヒュミラ注 初回 160 mg/回，2週後 80 mg/回，
> 4週以後 40 mg/回を2週に1回 皮下注

check 高蛋白・低脂肪・低線維食．全大腸炎型や左側大腸炎型で経過の長い症例では大腸癌の合併に注意．

25. 薬剤性腸炎

出血性腸炎

> 絶食＋起因薬剤の中止

偽膜性大腸炎

> バンコマイシン塩酸塩散 1 〜 2g/日 分4 7 〜 10 日間

> フラジール（250 mg）2 〜 4 錠/日 分2（保険適応外）

check 菌交代により，出血性腸炎では *Klebsiella oxytoca* が，偽膜性腸炎では *Clostridium difficile* が増殖する．起因薬剤の中止が最重要．

26. 虚血性腸炎

| ブスコパン（10 mg）3錠/日　分3 |
| または　20 mg/1 ml/A + 生理食塩水 100 ml　点滴 |

| ソセゴン　15 mg/1 ml/A + 生理食塩水 100 ml　点滴 |

check　病変が下腸間膜動脈還流域に限局している症例は，側副血行路の発達により，水分管理のみでの改善が期待できる．

27. 大腸憩室炎

| クラビット（500 mg）1錠/日　分1 |

| セフメタゾン注　1 g + 生理食塩水　100 ml　点滴静注
　　　　　　　　　　　　　　　　　　　　　　1日2回 |

check　グラム陰性桿菌，嫌気性菌の関与が大きい．

28. 腸管癒着症

安定期

| ビオフェルミン　3.0 g/日　分3 |
| 酸化マグネシウム　1.0 ～ 3.0 g/日　分3 |
| デパス（0.5 mg）3錠/日　分3 |

| 大建中湯（2.5 g）6包/日　分3　食前または食間 |

| ブスコパン（10 mg）1 ～ 2錠　腹痛時頓用 |

check　便秘の予防が重要．絶食・補液管理で改善が見られない症例は，イレウスチューブを挿入する．

29. 痔核

ヘモナーゼ錠 3錠/日 分3 毎食後

酸化マグネシウム末 1.5g/日 分3 毎食後

強力ポステリザン軟膏（2g）1～2個/日 塗布と挿入

ネリプロクト坐薬 2個/日 分2 肛門内

プロクトセディル軟膏（2g）2個/日 分2 肛門内

check 脱肛，痔瘻は外科療法を優先する．

30. 大腸癌（手術不能例・非治癒切除例）大腸癌治療ガイドライン医師用（2014）大腸癌研究会作成

〈強力な治療が適応とならない場合〉

5-FU/アイソボリン療法：週1回で6回施行し，2週休薬 　アイソボリン 250 mg/m² 点滴静注（2時間） 　5-FU 600 mg/m² 静注 アイソボリン投与後

5-FU/アイソボリン＋ベバシズマブ：週1回で6回投与し，2週休薬 　アイソボリン（250 mg/m²）点滴静注（2時間） 　5-FU（600 mg/m²）静注 アイソボリン投与後 　ベバシズマブ（5 mg/kg）点滴静注 　（初回90分，2回目60分，3回目以降30分　day 1）

〈強力な治療が適応となる場合〉

> FOLFOX＋ベバシズマブ（2週ごと）
> オキサリプラチン（85 mg/m²）点滴静注（2時間）day 1
> 5-FU（600 mg/m²）持続静注（22時間）day 1〜2
> レボホリナート（100 mg/m²）点滴静注（2時間）day 1〜2
> ベバシズマブ（5 mg/kg）点滴静注（初回90分，2回目60分，3回目以降30分）day 1

> FOLFIRI＋ベバシズマブ（2週ごと）
> イリノテカン（150 mg/m²）点滴静注（90分）day 1
> レボホリナート（200 mg/m²）点滴静注（90分）day 1
> 5-FU（400 mg/m²）静注　day 1，以後（2,400mg/m²）
> 　　　　　　　　　　　　　　　　　　持続静注（46時間）day 1
> ベバシズマブ（5 mg/kg）点滴静注（初回90分，2回目60分，3回目以降30分）day 1

[check] m, sm1癌では内視鏡的粘膜切除術（EMR）が第一選択となる．

[check] 強力な治療が適応となる患者と適応とならない患者に分けて治療方針を決定する．

4. 肝・胆・膵疾患

1. **急性肝炎**：多くは自然軽快するが，慢性化および急性肝不全への移行に留意．

   急性期で食欲不振が強い場合

   > 5％ブドウ糖 1000 ml ＋ビタミン B_1 20 mg
   > ＋ビタミン B_2 30 mg ＋ビタミン B_6 30 mg
   > ＋ビタミン C 500 mg ＋アデラビン9号 4 ml　点滴静注

   - check　重症例の急性期にのみベッド上安静．バランスのとれた消化のよい食事（カロリー超過に注意）．
   - check　自己免疫性や薬物アレルギーではステロイド薬も併用．

2. **劇症肝炎**

   > 血液ろ過透析（HDF）または持続血液ろ過透析（CHDF）

   > プレドニン 60 mg/日 分1〜2 経口または経管投与

   > ソル・メドロール注 1回 500〜1000 mg 1日1回
   > 5％ブドウ糖 250 ml で点滴静注（2時間）3日間 以後漸減
   > 　　　　　　　　　　　　　　　　　　　　（保険適応外）

   高アンモニア血症対策

   > ラクツロースシロップ 30〜90 ml/日 分3 経口または経管投与

   > ラクツロース 100〜150 ml ＋微温湯 100〜150 ml 注腸
   > 　　　　　　　　　　　　　　　1日2回（保険適応外）

脳浮腫対策

> グリセオール 200 ml 点滴（1時間以上かけて）1日4回

消化管出血予防

> ガスター 20 mg 静注 1日2回

DIC 対策

> エフオーワイ 20～39 mg/kg/日
> または フサン 1.4～4.8 mg/kg/日
> 　いずれも 5% ブドウ糖液 500～1000 ml に溶解し，
> 　　　　　　　　　　　　　　　24 時間で持続点滴

> リコモジュリン 380 単位/kg/回 1日1回
> 点滴静注 (30 分)

ウイルス対策（B 型で）

> バラクルード錠 (0.5 mg) 1 錠/日 1日1回 空腹時
> 　　　　　　　　　　　　　　　　（保険適応外）

> check 脳炎合併例での死亡率は 80 % にも上り，徹底した全身管理が必要．ステロイド薬が使用されるが有効性は確立されていない．

3. 慢性肝炎

(1) B 型慢性肝炎：B 型肝炎治療ガイドライン（2015）日本肝臓学会作成

HBV DNA 量と ALT 値により治療適応を判断

a. インターフェロン治療

　ペグインターフェロン α

> check 抗ウイルス蛋白の誘導，免疫賦活作用．投与経路は皮下注射．
> 35歳未満の初回治療で第1選択．

ペガシス　90〜180 μg/回　週1回　皮下注　48週間
強力ネオミノファーゲンシー　40〜100 ml 静注　1日1回

b. 核酸アナログ治療

> check 直接的ウイルス複製阻害作用．経口投与．長期間の継続投与．投与中止による再燃率が高い．

バラクルード（0.5 mg）1錠/日　分1　空腹時食間
テノゼット（300 mg）1錠/回　分1

(2) C型慢性肝炎：C型肝炎治療ガイドライン（2016）日本肝臓学会作成

> check 6種類のHCVのゲノタイプとALT値，血小板数の低下の有無により治療を選択．
> ペグインターフェロンとリバビリンの併用療法が標準治療であったが，近年直接的抗ウイルス薬（direct acting antivirals; DAA）が登場し，治療効果が向上．

a. ゲノタイプ1型
(1) インターフェロン療法：3剤併用

ソブリアード（100 mg）1カプセル/日 　　　　　　　　　　　　分1　朝食後　12週間
レベトール（200 mg）3〜5カプセル/日 　　　　　　　　　　　　分2　朝・夕食後　24週間
ペグイントロン注　1.5 μg/kg/回 　　　　　　　　　　　　週1回　皮下注　24週間

(2) インターフェロンフリー治療：2剤併用

ダクルインザ（60 mg）1錠/日　分1　朝食後　24週間
スンベプラ（100 mg）2カプセル/日 　　　　　　　　　　　　　分2　朝・夕食後　24週間

b. ゲノタイプ2型

ソバルディ（400 mg）1錠/日　分1　朝食後　12週間
コペガス（200 mg）3〜5錠/日 　　　　　　　　　　　　　分2　朝・夕食後　24週間

4. B型肝炎院内感染事故：事故発生後7日以内（48時間以内が望ましい）

check 対象はHBs抗原・抗体陰性者．

ヘプスブリン-IH　1000単位＋生理食塩水100 ml　点滴静注
ヘプタバックス-II　10 μg（0.5 ml）筋注 　　　　　　　　（1カ月後，3〜6カ月後に追加）

check 流水による手洗い後，できるだけ早期に高力価HBs抗体含有免疫グロブリンを投与．HBs抗原陽性でかつHBe抗原陽性の血液による汚染事故例では，組換え沈降B型肝炎ワクチンも併用する．

5. 自己免疫性肝炎

プレドニン（5 mg）6〜8錠/日　分1〜2
ウルソ（100 mg）6錠/日　分3

プレドニン抵抗性

| プレドニン (5 mg) 1～2錠/日 分1 |
| イムラン (50 mg) 1～2錠/日 分1～2 |

> check　C型肝炎との合併例では，ウイルス対策を優先する．

6. 非アルコール性脂肪肝炎 (NASH)：肥満やメタボリックシンドローム対策が重要．

a. 糖尿病合併例

| アクトス (15 mg) 1錠/日 分1　朝食後 |

b. 高コレステロール血症合併例

| ゼチーア (10 mg) 1錠/日 分1　朝食後 |

7. アルコール性肝障害：治療の基本は禁酒．

(1) アルコール性肝炎

重症例

| プレドニン (5 mg) 8～12錠/日 分3　毎食後　漸減 |

> check　脂肪肝は禁酒だけで改善する例も多い．

(2) アルコール性肝硬変

下記のいずれか，または適宜組み合わせて用いる

| アルダクトンA (25 mg) 2～3錠/日 分2～3 |
| リーバクト顆粒 (4.15 g) 3包/日 分3 |
| ポルトラック末 (6 g/包) 3～6包/日 分3 |
| アミノレバン注 1回500 ml 1日1回　点滴静注 |

8. 薬物性肝障害

肝細胞障害型

> 強力ネオミノファーゲンシー 40～100 ml 静注 1日1回
> (保険適応外)

胆汁うっ滞型

> ウルソ（100 mg）6錠/日 分3

重症

> ウルソ（100 mg）6錠/日 分3

> プレドニン（5 mg）6～8錠/日 分2 漸減

check 軽症例は原因薬剤中止のみで改善する例が多い．
重症例ではステロイドが第一選択．

9. 肝性脳症

経口摂取可能例

> ラクツロースシロップ 30～90 ml/日 分3
> アミノレバン EN 散（50 g）2～3包/日 分2～3
> カナマイシン（250 mg）4～8カプセル/日 分3～4
> (保険適応外)

> ポルトラック末（6 g/包）3～6包/日 分3
> ヘパン ED 散（80 g）1～2包/日 分1～2
> ポリミキシン B 硫酸塩錠 3錠/日 分3（保険適応外）

経口摂取不可能例

> ラクツロースシロップ 100 ml + 微温湯 100 ml 注腸
> 　　　　　　　　　　　　　　　　　　　　1日1～3回
> アミノレバン注 200～500 ml/回 点滴静注 1日1～2回

> check 低蛋白食とし，便秘や消化管出血などの誘因に注意する．

10. 肝硬変

肝庇護

| 強力ネオミノファーゲンシー 40〜100 ml 静注 1日1回 |

| ウルソ（100 mg）3〜9錠/日 分3 |

腹水に対して

| アルダクトンA（25 mg）1〜4錠/日 分1〜3 |
| ラシックス（20 mg）1〜2錠/日 分1〜2 |

高アンモニア血症に対して

| アミノレバンEN（50 g）3包/日 分3 |
| リーバクト顆粒（4.15 g/包）3包/日 分3 |
| 酸化マグネシウム 1〜3 g/日 分3 |

> check 生命予後の観点から，静脈瘤の出血予防と肝細胞癌の早期発見が最も重要．

11. 原発性胆汁性胆管炎（PBC）

| ウルソ（100 mg）6錠/日 分3 |

搔痒強い時

| アレグラ（60 mg）2錠/日 分2 |

> check 肝機能の改善と瘙痒感の軽減の両面にウルソが有効．

12. ヘモクロマトーシス

瀉血 200〜400 ml 2週〜3カ月ごと

エクジェイド 20 mg/kg/日 分1 　　　　　　水100 ml以上で懸濁し,空腹時内服

13. 肝膿瘍

スルペラゾン 1〜2 g＋生理食塩水 100 ml 点滴静注 1日2回

メロペン 0.5〜1 g＋生理食塩水 100 ml 点滴静注 1日2回

アメーバ性肝膿瘍

フラジール錠（250 mg）6錠/日 分2

check 抗菌剤無効例では経皮経肝ドレナージを試みる.

14. 原発性肝癌: 肝癌診療ガイドライン（2013）日本肝臓学会作成

(1) 穿刺局所療法（腫瘍径3cm以下,3個以内）

経皮的エタノール注入療法（PEI）
経皮的マイクロ波凝固療法（PMCT）
ラジオ波焼灼療法（RFA）

メモ 現在ではRFAが穿刺局所療法の標準治療.

(2) 肝動脈化学塞栓療法（TACE）

リピオドールと抗癌剤（アイエーコール）を混合したCDDP・リピオドールサスペンジョンを肝動脈から注入

(3) 分子標的療法

ネクサパール (200 mg) 4錠/日 分2 朝・夕食後

check 原則的には切除術が第一選択だが，肝硬変進展例が多いことから，RFAなどが優先される症例が多い．

15. 胆石症：胆石症診療ガイドライン (2016) 日本消化器病学会作成

(1) 溶解療法 (X線陰性のコレステロール系結石，15 mm 未満，正常な胆嚢機能)

ウルソ (100 mg) 6錠/日 分3

(2) 腹痛発作

軽症

ブスコパン (10 mg) 6錠/日 分3
ボルタレン坐 1回 25〜50 mg 頓用 肛門内挿入 (保険適応外)

疝痛

ソセゴン注(15 mg/ml) 1回1ml 皮下注，筋注または静注
アトロピン硫酸塩 注 1回1ml 皮下注，筋注または静注
オピアト注 1回 0.5 ml 皮下注

(3) 低侵襲性治療法

腹腔鏡下胆嚢摘出術
体外衝撃波胆石破砕術 (ESWL)
(総胆管結石) 内視鏡的乳頭切開術または胆石破砕術

> check　無症状例では経過観察，有症状例（既往も含む）では腹腔鏡下胆囊摘出術が第一選択．

16. 胆囊炎：急性胆管炎・胆囊炎の診療ガイドライン（2013）日本腹部救急医学会等作成

スルペラゾン　1〜2g＋生理食塩水　100 ml　点滴静注　1日2〜3回

チエナム　0.5g＋生理食塩水　100 ml　点滴静注　1日2〜4回

> check　胆道移行のよい抗菌薬を選択．難治例ではドレナージを併用．

17. 急性膵炎：急性膵炎診療ガイドライン（2015）厚生労働省研究班作成

エフオーワイ　2400 mg/日　5％ブドウ糖液500 ml に溶解し，20 ml/時で持続点滴静注

フサン　240 mg/日　5％ブドウ糖液500 ml に溶解し，20 ml/時で持続点滴静注

補助療法

ガスター　20 mg　点滴静注　1日2回 レペタン注（0.2 mg）1回1A　筋注　1日1〜3回 スルペラゾン注　1g＋生理食塩水　100 ml 　　　　　　　　　　　　　　　　点滴静注　1日2回

> check　軽症例でも入院のうえ絶飲食でベッド上安静とし，十分な補液管理（ラクテック，ソリタT3などで1日3000 ml 以上）が原則．

18. **慢性膵炎**：慢性膵炎診療ガイドライン（2015）日本消化器病学会作成

フオイパン（100 mg）6 錠/日　分3
ベリチーム　配合顆粒（1 g）6〜9 g/日　分3

check　禁酒，低脂肪食．仮性膵囊胞合併例では手術も考慮．

5. 血液疾患

1. 貧血
(1) 鉄欠乏性貧血

> フェロミア (50 mg) 2〜4錠/日 分1〜2

経口不能例

> フェジン 40〜80 mg ＋5％ブドウ糖 20 ml ゆっくり静注
>
> **check** フェジン投与回数は（目標 Hb 量 − 患者 Hb 量）
> ×225 mg ÷1回投与鉄量 (mg) で求める.

(2) 悪性貧血

> メチコバール 500 μg 筋注 週3回 1カ月間→
> 2〜3カ月に1回 継続

回復期に鉄欠乏状態となることが多い.

> フェロミア (50 mg) 1〜2錠/日 分1〜2

葉酸欠乏による巨赤芽球性貧血

> フォリアミン (5 mg) 3錠/日 分3
>
> **check** 悪性貧血患者は内因子欠乏により経口のビタミン
> B_{12} を吸収できない.

(3) 自己免疫性溶血性貧血

> プレドニン (5 mg) 10〜12錠 (1 mg/kg)/日
> 分2〜3 経口→2〜3錠/日 分1（維持量）

無効例

> プレドニン（5 mg）10 〜 12 錠（1 mg/kg）/日　分 2 〜 3
> イムラン（50 mg）2 錠/日　分 2（保険適応外）

> check　輸血は原則として行わない．難治例では脾摘を考慮する．

(4) 腎性貧血

> ネスプ　30 μg　2 週に 1 回　皮下注

透析患者

> ネスプ　週 1 回　20 μg　静注（透析ごと）

> check　エリスロポエチン反応不良例では，鉄欠乏，慢性炎症，溶血などその他の要因を考慮する．

(5) 再生不良性貧血

中等症例

> プリモボラン（5 mg）2 〜 4 錠/日　分 2

女性では男性化作用が問題となる．

重症例

> サンディミュン（またはネオーラル）6 mg/kg/日

> サイモグロブリン注（25 mg）2.5 〜 3.75 mg/kg
> 　　　　　+生理食塩水 500 ml 点滴静注　1 日 1 回　5 日間

> ノイトロジン　1 回 5 μg/kg　1 日 1 回　静注

> check　難治例は,骨髄移植の適応である.若年者ほど,また,輸血歴が少ないほど移植成績はよい.リンフォグロブリンによるアナフィラキシーショックに注意.サンディミュンは,HLA-DRB1-1501を持つ症例に有効例が多い.

(6) 発作性夜間血色素尿症

溶血発作

ハプトグロビン 2000～4000単位 点滴静注 1日1回

> check　睡眠・感染・手術など発作の誘因に注意.合併する鉄欠乏に対する鉄剤の投与は,貧血を改善する一方溶血を誘発することがある.

(7) 赤芽球癆

サンディミュン(またはネオーラル)6 mg/kg/日
プレドニン(5 mg)8～12錠/日 分2～3 漸減
エンドキサン(50 mg)1錠/日 分1

2. 真性赤血球増多症

バイアスピリン(100 mg)1錠/日 分1
ハイドレア(500 mg)1～2カプセル/日 分1～2

> check　第一選択は瀉血で,Ht 45%以下を目標に月1～2回程度繰り返す.

3. 顆粒球減少症(無顆粒球症)

グラン 75 μg 皮下注
ノイトロジン(またはノイアップ)50～100 μg 皮下注

感染予防

バクタ配合錠　1錠/日　分1
クラビット　500 mg/日　分1
イトリゾール内用液　200 mg/日　分1

> **check**　薬剤性が疑われる場合は疑義薬をすべて中止する．好中球＜500以下では感染の危険が高く，クリーンルーム管理が望ましい．

4. 骨髄異形成症候群（MDS）

(1) IPSS の Low スコアおよび INT-1

ネオーラルカプセル　4 mg/kg/日　分2
グラケーカプセル（15 mg）3カプセル/日　分3
プリモボラン　10〜20 mg/日　分2
ノイトロジン　5 μg/kg　1日1回　点滴静注
ネスプ　240 μg　週1回　皮下注

5q- を伴う MDS

レブラミド（5 mg）2カプセル/日　分1　3週間

(2) IPSS の INT-2 〜 High スコア

ビターザ　75 mg/m²　皮下注　または　10分間点滴　7日間

可能であれば同種造血幹細胞移植を行う．

5. 急性白血病

(1) 急性前骨髄球性白血病：M3

ベサノイド（10 mg）6〜8カプセル（45 mg/kg）/日　分3

層別化により追加

```
イダマイシン  12 mg/m² 点滴静注
キロサイド  80 ～ 100 mg/m² 点滴静注
```

(2) M3 以外

```
イダマイシン  12 mg/m² 点滴静注  day1 ～ 3
キロサイド  100 mg/m² 点滴静注  day1 ～ 7
```

6. 慢性白血病

(1) 慢性骨髄性白血病

a. 慢性期

```
グリベック（100 mg）4 錠/日  分1
```

グリベック不耐例

```
スミフェロン  300 万単位 皮下注 → 600 万単位
                             1 日 1 回  連日
または  スプリセル錠（50 mg）2 錠 分1
または  タシグナカプセル（200 mg）4 カプセル 分2
```

b. 急性転化期

骨髄性急性転化

```
グリベック（100 mg）8 錠/日  分2
```

リンパ性急性転化（VP 療法）

```
オンコビン  1.4 mg/m² 静注 週1回 計4回
プレドニン（5 mg）8 ～ 16 錠（40 mg/m²）/日  分2 ～ 3
                             連日 漸減
```

check 慢性期には同種造血幹細胞移植が第一選択.

(2) 慢性リンパ性白血病

フルダラ 20 mg/m²/日 点滴静注 5日間
23日休薬して繰り返す

リツキサン 375 mg/m² 点滴静注 週1回（保険適応外）

エンドキサン（50 mg）1〜2錠/日 分1

check 経過が長いため，安定期には可能ならば無治療で経過観察．

7. 成人T細胞白血病

くすぶり型，慢性型

経過観察

リンパ腫型，急性型

多剤併用化学療法

check 細胞性免疫低下による易感染，高カルシウム血症に注意．

8. 悪性リンパ腫

(1) Hodgkin病

stage I・II

ABVD療法
アドリアシン 25 mg/m² 静注
ブレオ 10 mg/m² 点滴静注
エグザール 6 mg/m² 静注
ダカルバジン 375 mg/m² 点滴静注
上記4剤を第1, 15日，4週ごとに3〜4クール繰り返す

stage III, IV

| ABVD 療法 6〜8クール |

(2) 非 Hodgkin リンパ腫

R-CHOP 療法
リツキサン 375 mg/m² 点滴静注 第1日
エンドキサン 750 mg/m² 点滴静注 第3日
アドリアシン 50 mg/m² 点滴静注 第3日
オンコビン 1.4 mg/m²（最大2 mg）点滴静注 第3日
プレドニン（5 mg）20錠 分1 第3〜7日
上記を21日おきに繰り返す

check 限局型では化学療法後に放射線療法を追加する.

9. 多発性骨髄腫

BD 療法
ベルケイド注 1回 1.3 mg/m² 1日1回 皮下注
第1, 4, 8, 11日
レナデックス（4 mg）20 mg/日 分2
第1, 2, 4, 5, 8, 9, 11, 12日 21日周期で投与

PAD 療法
ベルケイド注 1回 1.3 mg/m² 1日1回 皮下注
第1, 4, 8, 11日
アドリアシン 1回 9 mg/m² 1日1回 点滴静注
第1〜4日
レナデックス（4 mg）40 mg/日 分2
第1〜4, 9〜12, 17〜20日 28日周期で投与

```
VMP療法
ベルケイド注  1回 1.3 mg/m²  1日1回  皮下注
                    第1, 4, 8, 11, 22, 25, 29, 32日
アルケラン (2 mg) 1回  9 mg/m²  1日1回  朝食後
                    第1〜4日
プレドニン (5 mg) 1日  60 mg/m²  分1〜3
                    第1〜4日
```

```
TD療法
サレドカプセル (100 mg) 1〜2カプセル  分1
                    眠前  連日
レナデックス (4 mg) 5〜10錠/日  分1〜2  第1〜4日
```

10. 特発性血小板減少性紫斑病

H.pylori 陽性なら

```
ランサップ 400  分2  7日間
```
```
プレドニン (5 mg) 10〜16錠 (1 mg/kg)/日  分2〜3
                    漸減
もしくはデカドロン  40 mg/日  4日間  内服
```
```
レボレード  12.5〜50 g/日  分1
            食事前後2時間避けて空腹時内服
```
```
ベニロン  200〜400 mg/kg/日 (最大20g/日まで)
            点滴静注  5日間
```

check ステロイド抵抗性症例には脾摘を検討する.

11. 血栓性血小板減少性紫斑病

> 血漿交換療法

> プレドニン錠（5 mg）1mg/kg　分1～2
> または　ソル・メドロール　1回　5～20 mg/kg　1日1回
> 　　　　　　　　　　　　　　点滴静注　3日間，以降漸減

> **check**　早期からCR達成まで連日の血漿交換が必要．無効例には脾摘を行う．

12. 血友病

(1) 血友病 A

> コージネイトFS　2000単位　静注　2回/日　3～7日間

> アドペイト　1000単位　静注　1回/日　1～2日間

> デスモプレシン　0.2～0.4 µg/kg　を10～20分間かけて静注

(2) 血友病 B

> ノバクトM　2000単位　静注

> **check**　出血症状出現時，抜歯・手術前などに補充する．凝固因子の半減期（第VIII因子で12時間，第IX因子は18時間）を考慮した補給計画を立てる．

13. von Willebrand 病

> デスモプレシン　0.2～0.4 µg/kg
> 　　　　＋生理食塩水　20 ml ゆっくり静注（20分かけて）
> コンファクトF　1000単位　静注

> **check**　アスピリンの内服は避ける．通常出血傾向は軽度で，抜歯・手術時以外は治療を要しない．

14. DIC

エフオーワイ 20 〜 39 mg/kg/日 持続点滴

AT 活性 70% 以上

ヘパリン 10 単位/kg/時間 持続点滴

AT 活性 70 % 以下

アンスロビン P 40 〜 60 単位/kg/日 点滴静注 3 〜 5 日間
ヘパリン 10 単位/kg/時間 持続点滴

出血症状が強い場合，ヘパリンに変えて

フラグミン 75 IU/kg/日 持続点滴

リコモジュリン注 1 日 380 単位/kg
腎障害では 130 単位/kg に減量　点滴静注

> **check** 基礎疾患の治療が重要．抗プラスミン剤は，重篤な血栓を惹起する可能性があり，ヘパリンとの併用なしには禁忌．

6. 内分泌疾患

1. 下垂体性巨人症, 先端肥大症
(1) ソマトスタチン誘導体

サンドスタチン 1回 50 μg 皮下注 1日2～3回
2週間以上

サンドスタチン LAR 10～30 mg/回
上記に引き続いて用いる　4週間に1回　臀部に筋注

(2) GH 受容体拮抗薬

ソマバート注 1回 10～30 mg 1日1回 就寝前 皮下注

(3) ドパミン作動薬

パーロデル錠（25 mg）2～6錠 分2～3 食直後

> check　経鼻的下垂体腺腫摘除術（Hardy 法）が第一選択であるが，内視鏡による経鼻的蝶形骨洞腫瘍切除術が普及しつつある．改善が思わしくなければ下垂体への放射線照射を行う．手術不能例ではソマトスタチンアナログを投与．

2. 成長ホルモン分泌不全性低身長症

ジェノトロピン 0.5 I.U./kg/1週間 筋注 分2～4

> check　腫瘍によるものは，手術・放射線療法が優先する．

3. 無月経・乳汁漏出症候群

カバサール錠（0.25 mg）1～4錠 分1 就寝前 週1回

| パーロデル (2.5 mg) 0.5〜3錠/日　分1〜3 |

| テルロン (0.5 mg) 1〜2錠/日　分1〜2 |

check 抗ドパミン薬によるものは原因薬剤の中止で，甲状腺機能低下によるものは甲状腺ホルモンの投与で軽快する．ドパミン作動薬は副作用軽減のために就寝時の少量投与から開始し，プロラクチンが正常化するまで漸増する．

4. 尿崩症

(1) 中枢性尿崩症

| ミニリンメルト OD (60 μg) 1回1錠/日　分2　朝食前・就寝前 |

| デスモプレシン点鼻液 5〜10 μg 点鼻 1日1〜2回 |

| ピトレシン 2〜20単位 皮下注 1日1〜2回 |

(2) 腎性尿崩症

| ダイクロトライド (25 mg) 1〜3錠/日　分1〜3 |

check 水中毒の予防のため，デスモプレシンは少量から開始する．

5. SIADH（ADH 不適合分泌症候群）

| フィズリン錠 (30 mg) 1錠　分1　投与開始後3日間で有効性が認められた場合は7日間まで継続可 |

| 3％食塩水 200 ml 点滴静注
　＋ラシックス 20〜40 mg 静注 |

| サムスカ (7.5 mg) 0.5錠/日　分1　（保険適応外） |

> **check** 肺癌など原疾患に対する治療が優先する．低ナトリウム血症に対して，水分制限（500〜1000 ml/日），塩分負荷（10 g以上/日）を行う．24時間で 25 mEq/l 以上の急激な補正は，central pontine myelinolysis を起こす．

6. 甲状腺機能亢進症

メルカゾール（5 mg）3錠 分1 朝

重度の場合，治療効果を急ぐ場合

メルカゾール（5 mg）6錠 分3

上記で薬剤アレルギー出現する場合，妊婦

プロパジール（50 mg）6錠/日 分3

頻脈に対して

インデラル（10 mg）3錠/日 分3
メインテート（5 mg）1錠/日 分1

甲状腺機能の動揺の激しい症例

メルカゾール（5 mg）6錠/日 分3
チラーヂンS（50 μg）1〜2錠/日 分1

甲状腺クリーゼ

ルゴール液（無機ヨードとして）100 mg/日 分3
インデラル（10 mg）3錠/日 分3
コートリル（10 mg）6〜12錠/日 分3

> check　本邦では薬物療法が選択されることが多い．無顆粒球症（頻度500人に1人），関節炎，肝障害などの副作用は開始後3カ月以内に生じることが多いのでこの期間は2～3週ごとに確認をする．治療抵抗例には，^{131}I療法を施行するが，妊婦や小児には手術療法を考慮する．

7. 甲状腺機能低下症

```
チラーヂンS (50 µg) 0.5～1錠/日　分1
```

上記で無効な症例

```
チロナミン (5 µg) 1錠/日で開始→
　　　　　(25 µg) 1～3錠/日　分1～3
```

> check　少量から開始し，TSH正常化を目標とする．維持量は成人で100 µg/日．

8. 橋本病

```
チラーヂンS (50 µg) 0.5～1錠/日　分1
```

> check　TSHを正常に維持するように調整する．

9. 亜急性甲状腺炎

```
プレドニン (5 mg) 3～6錠/日　分3
インデラル (10 mg) 2錠/日　分2
```

> check　ステロイドは臨床症状に合わせて減量する．甲状腺機能亢進症状に対して，対症的にβブロッカーを併用する．

10. 副甲状腺機能亢進症
(1) 原発性副甲状腺機能亢進症
高カルシウム血症に対して

| レパブラ (25 mg) 2錠/日 分2 |

| テイロック 10 mg + 生理食塩水 500 ml を 4 時間かけて単回点滴静注 (保険適応外) |

(2) 続発性副甲状腺機能亢進症
高リン血症に対して

| ワンアルファ (1μg) 1カプセル/日 分1
レナジェル (250 mg) 12錠/日 分3 食直前 |

> **check** 原発性のものは腺腫によるものが多く,根治には手術療法が原則となる.

11. 副甲状腺機能低下症

| ワンアルファ (1μg) 1〜4カプセル/日 分1 |

テタニー発作

| カルチコール 5〜10 ml 緩徐に静注,または点滴静注 |

> **check** カルシウムが正常下限になるように活性型ビタミンDの投与を行う.

12. Cushing 症候群
(1) 下垂体性 Cushing 病

| パーロデル (2.5 mg) 1〜6錠/日 分1〜3
(保険適応外) |

(2) 副腎性 Cushing 症候群

| メトピロン (250 mg) 3〜15 カプセル/日 分3 |

check 可能であれば経蝶形骨洞的下垂体腺腫切除術が第一選択となる.

13. Addison 病

| コートリル (10 mg) 1〜2錠/日 分1〜2 |

check 感染・外傷・手術・ストレス時などには糖質コルチコイドの増量が必要.
血中コルチゾール値 7 μg/dl 以上,血中 ACTH 値 100 pg/ml 以下を目安に調整するが,本人の自覚症状の改善も十分に把握すること.

14. 副腎クリーゼ

| ソルコーテフ 200 mg + 5 % ブドウ糖 500 ml
　　　　　　　　　　+ 生理食塩水 500 ml 点滴静注 |

check 疑診の段階ですみやかに治療を開始する.電解質の頻回のチェックも重要.

15. 原発性アルドステロン症

| アルダクトン A (25 mg) 2〜4錠/日 分2〜3 |
| セララ (50 mg) 1〜2錠/日 分1 |
| デソパン (60 mg) 1〜4錠/日 分1〜4 |

| check | 副腎皮質腺腫によることが多く，腫瘍の摘出が原則．両側副腎過形成の時には，抗アルドステロン作用（受容体拮抗作用）のあるスピロノラクトンによる治療を行う．|

16. 褐色細胞腫

| カルデナリン（0.5 mg）1 錠/日　分 1 から漸増 |
| 〔最大（4 mg）4 錠/日まで〕 |

| ローガン（10 mg）2〜6 錠/日　分 2 |

| check | まず α ブロッカー，$\alpha \cdot \beta$ ブロッカーによる血圧コントロールを行い，その後腫瘍摘出術を行う．|

7. 代謝性疾患

1. 糖尿病：糖尿病治療ガイド 2016 〜 2017（日本糖尿病学会作成）

(1) 血糖コントロールの目標

目標	コントロール目標値 [注4]		
	血糖正常化を目指す際の目標 [注1]	合併症予防のための目標 [注2]	治療強化が困難な際の目標 [注3]
HbA1c (%)	6.0 未満	7.0 未満	8.0 未満

治療目標は年齢，罹病期間，臓器障害，低血糖の危険性，サポート体制などを考慮して個別に設定する．

注1) 適切な食事療法や運動療法だけで達成可能な場合，または薬物療法中でも低血糖などの副作用なく達成可能な場合の目標とする．
注2) 合併症予防の観点から HbA1c の目標値を 7% 未満とする．対応する血糖値としては，空腹時血糖値 130 mg/dL 未満，食後 2 時間血糖値 180 mg/dL 未満をおおよその目安とする．
注3) 低血糖などの副作用，その他の理由で治療の強化が難しい場合の目標とする．
注4) いずれも成人に対しての目標値であり，また妊娠例は除くものとする．

（日本糖尿病学会編著．糖尿病治療ガイド 2016-2017. 東京：文光堂；2016 より引用）

> **check** 血糖コントロールの主な指標として HbA1c，空腹時血糖，食後血糖があるが，合併症の予防・進展阻止を目標とするには HbA1c が最も有用な指標である．

(2) 病態に合わせた経口血糖降下薬の選択

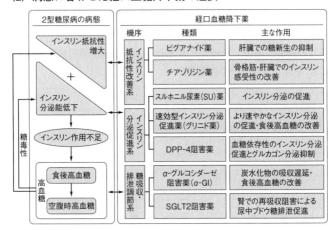

(日本糖尿病学会編著. 糖尿病治療ガイド 2016-2017. 東京：文光堂；2016. p.31 より許諾を得て転載)

check 経口血糖降下薬は少量からはじめ徐々に増量する．1種類の経口血糖降下薬によって良好な血糖コントロールが得られない場合は，作用機序の異なった薬を併用する．

(3) インスリン抵抗性改善系
a. ビグアナイド薬

肝からの糖新生の抑制，骨格筋糖取り込み促進作用あり．2型糖尿病治療における中心的薬剤．

メトグルコ (250 mg) 2～3錠/日　分2～3　食後

check 乳酸アシドーシスに注意．

b. チアゾリジン薬

脂肪細胞の分化促進を介して,インスリン抵抗性を改善.
肥満・2型糖尿病で効果が期待できる.

| アクトス (15 mg) 1〜2錠/日 分1 朝食前または食後 |

(4) インスリン分泌促進系

a. スルホニル尿素 (SU) 薬

インスリン分泌能が低下しているやせ型の2型糖尿病でよい
適応.通常,最少量から開始し,徐々に増量する.

| アマリール (1 mg) 1〜2錠/日(最大6錠)分1〜2
食前または食後 |

b. 速効型インスリン分泌促進薬 (グリニド薬)

SU薬と同様の作用だが,効果がすぐに現れ,数時間で消失.
食後高血糖の改善.低血糖に注意(肝・腎障害を有する場合).

| スターシス (90 mg) 3錠/日 分3 食直前 |

c. DPP4阻害薬

膵β細胞に働いて血糖依存性にインスリン分泌を促進する
インクレチンであるGLP-1の分解酵素(DPP-4)を選択的に
阻害し,血糖を降下させる.インスリン分泌が低下した糖尿病
に有用.現在国内では,8種類市販されている.

| ジャヌビア (50 mg) 50 mg/日 分1 (腎排泄型) |

| トラゼンタ (5 mg) 5 mg/日 分1
(唯一,胆汁排泄型で,重度腎機能障害でも使用可能) |

> check　SU薬との併用で低血糖が起こる.とくに高齢者
> や腎機能低下者では要注意.

(5) 糖吸収・排泄調整系
a. α-グルコシダーゼ阻害薬
小腸粘膜での二糖類分解を阻害. 空腹時血糖が軽度上昇のみで, 食後高血糖のみられる発症早期の軽度糖尿病患者

ベイスン (0.2 mg) 3錠/日 分3 食直前

b. SGLT2阻害薬
尿細管でのブドウ糖の再吸収を阻害.
インスリン分泌が保たれている若年・肥満糖尿病でよい適応.
脱水・尿路感染, 低血糖に注意.

スーグラ (25 mg) 50 mg/日 分1 朝食前または後

(6) インスリン療法
a. インスリン療法の絶対的・相対的適応

絶対的適応
1. 1型糖尿病
2. 2型糖尿病で以下の病態の時
   1) 糖尿病昏睡 (ケトアシドーシス昏睡, 非ケトン性高浸透圧昏睡)
   2) 外傷, 中等度以上の外科手術, 重症感染症の併発
   3) 糖尿病合併妊娠
   4) 高度の肝・腎機能障害
   5) 高カロリー輸液療法時

相対的適応
1. インスリン非依存状態の糖尿病で著明な高血糖やケトーシスを認める時
2. 経口血糖降下薬では良好な血糖コントロールが得られない時 (SU類一次無効, 二次無効など)

(浦部晶夫, 島田和幸, 川合眞一編. 糖尿病治療薬. 今日の治療薬2016年版. 東京:南江堂;2016. p. 333. より許諾を得て転載)

| check | ・インスリン製剤はインスリンアナログ製剤とインスリンヒト製剤に分類される．
・作用発現時間と作用持続時間のパターンから超速効型，速効型，中間型，混合型／二相型，持効型溶解インスリンに分類される．

b. インスリン療法の方法と注意点

● 従来インスリン療法
［適　応］内因性インスリンが維持されている症例．経口血糖降下薬の効果が不十分または禁忌（妊娠，肝腎不全）
［方　法］中間型または混合型インスリンを1日1回（朝食前）または1日2回（朝・夕食前）
［注意点］1日16単位以上の時は1日2回に分割する

● 強化インスリン療法
［適　応］1型糖尿病，膵全摘，糖尿病を合併した妊娠，インスリン分泌低下の著しい2型糖尿病
［方　法］①頻回注射法：各食前の速効型インスリン（30分前）または超速効型インスリン（食直前），と中間型インスリン（就寝前）または持効型インスリン（随時）を組み合わせ生理的インスリン分泌パターンを模倣
②持続皮下インスリン注入療法：携帯型注入ポンプにより速効型または超速効型インスリンを腹壁皮下に持続注入．基礎注入と各食前の追加注入
［注意点］血糖自己測定を必ず行い，現行のインスリン療法を評価する．またシックデイには血糖値に応じて適宜インスリン投与量を変更する

（浦部晶夫，島田和幸，川合眞一編．糖尿病治療薬．今日の治療薬2016年版．東京：南江堂；2016. p. 336. より許諾を得て転載）

●持効型インスリンを1日1回注射

＊経口血糖降下薬を従来どおり継続しながらインスリン療法を導入時

> トレシーバ注フレックスタッチ　1回4〜20単位　1日1回
> 　　　　　　　（最初は4単位程度から開始）皮下注

check
- 持効型インスリンは，基礎インスリンを補い，空腹時血糖値を下げ，内因性インスリン分泌を回復させる．
- 朝食前の自己血糖測定値 110 mg/dl 未満を目標に2〜4単位ずつ増量する．

●超速効型インスリンを毎食前3回注射：持効型溶解インスリンまたは中間型インスリンと組み合わせて用いる．食後血糖値を下げる．

> ノボラピッド注フレックスペン　1回2〜20単位　1日3回
> 　　　　　　　　　　　　　　　　皮下注　毎食直前

(7) 糖尿病性神経障害

> キネダック（50 mg）3錠/日　分3　食前

> リリカ（75 mg）2〜8カプセル/日　分2　食後

(8) 糖尿病性腎症

> タナトリル（5 mg）1錠/日　分1　食後

> アバプロ（50 mg）1〜2錠/日　分1　食後

(9) 糖尿病性壊疽，慢性動脈閉塞症の合併による四肢の疼痛・冷感・しびれ

> プレタール OD（100 mg）2錠/日　分2　食後

(10) 糖尿病性昏睡

> 生理食塩水　500〜1,000 ml/時　点滴静注

> ノボリンR　0.1単位/kg（5〜10単位）静注

それでも昏睡が改善しない場合には

ノボリンR 0.1 単位/kg/時 持続点滴静注

> check 低カリウム血症に注意．血中カリウム濃度が 5.0 mEq/l 未満であれば，10 ～ 20 mEq/時の速度で開始．1 ～ 2 時間ごとにカリウム濃度を測定する．

血糖 300 mg/dl 以下になったら

ノボリンR 0.05 ～ 0.1 単位/kg/時へ減量し，点滴静注 　　　　　　　（血糖は 200 mg/dl 前後に維持する）

2. 低血糖発作

10 ～ 20 % ブドウ糖 40 ～ 100 ml 静注

5 ～ 10 % ブドウ糖 点滴静注で血糖値を 　　　　　100 ～ 200 mg/dl に保つ

グルカゴンGノボ 1 mg を 1 ml の注射用水に溶解し，筋注

> check まず，手近にある角砂糖やスポーツドリンクを摂取させる．患者教育が重要．

3. 脂質異常症：動脈硬化性疾患予防ガイドライン（2012）日本動脈硬化学会

(1) 高 LDL コレステロール血症

メバロチン（5 mg または 10 mg）5 ～ 20 mg/日　分 1 夕食後

クレストール（2.5 mg または 5 mg）2.5 ～ 10 mg/日　分 1 食後

リピトール（5 mg または 10 mg）5 ～ 20 mg/日　分 1　食後

(2) 高トリグリセライド血症

ベザトール SR (200 mg) 2錠/日 分2
リピディル (53.3 mg) 2錠/日 分2 食後
エパデール S 1800～2700 mg/日 分2～3

(3) 高 LDL コレステロール血症＋高トリグリセライド血症

クレストール (5 mg) 5～20 mg/日 分1
リピトール (10 mg) 10～40 mg/日 分1

上記にても LDL コレステロールが目標値に達しない場合に併用

ゼチーア (10 mg) 1錠/日 分1
ロトリガ (2 g/包) 1カプセル/日 分1 食直後

4. 高尿酸血症: 高尿酸血症・痛風の治療ガイドライン (2012)

日本痛風・核酸代謝学会作成

(1) 痛風発作

発作の前兆時

コルヒチン (0.5 mg) 1回1錠 頓用

> **check** コルヒチンの大量使用による腹痛，下痢，悪心，嘔吐などの消化器症状や筋けいれんに要注意．

急性関節炎

ボルタレン (25 mg) 2錠 4時間毎3回 　　(発作後1～2日) 以後3錠/日に減量 (保険適応外)
ナイキサン (100 mg) 6～9錠/日 分3 食後

(2) 高尿酸血症

排泄低下型

ユリノーム (25 mg) 1～3錠/日　分1～3
ウラリットU　3.0 g/日　分3

合成亢進型

ザイロリック (100 mg) 1～3錠/日　分1～3
フェブリク (10 mg, 20 mg) 1～3錠/日　分1

check　ユリノーム，ザイロリック，フェブリクの肝機能障害に注意．

5. 肥満症

食事・運動療法の効果不十分な高度肥満（BMI 35以上）に限定

サノレックス (0.5 mg) 1錠/日　朝食前で開始→ 　　　　　　　　　　　最高3錠/日　分3　3カ月以内

check　アンフェタミン類似薬効を示し，依存性に注意．

6. 電解質異常

(1) 高カリウム血症

カルチコール注 (8.5 %) 10 ml　10分以上かけて静注 （保険適応外）
ヒューマリンR　10単位+10 % ブドウ糖　500 ml　点滴静注 （1～2時間かけて）（保険適応外）
カリメート散 (5 g/包) 3～6包/日　分3

> check 緊急性があり，至急心電図を確認の上，カルシウム製剤の静注を行う（心電図モニターのうえ）．その後，グルコース・インスリン療法などを検討する．

(2) 低カリウム血症

スローケー（600 mg）4錠/日 分2

KCl 20 ml ＋ 5％ ブドウ糖 1000 ml 緩徐に点滴静注

> check カリウム製剤の急速投与は心停止を来す危険性があり，決して行わない．

(3) 高ナトリウム血症

0.9％ 生理食塩水 500 ml ＋ 5％ ブドウ糖 500 ml 点滴静注

> check 低濃度ナトリウム含有補液により補正する．尿崩症による場合にはADHの補充を行う（デスモプレシン点鼻）．

(4) 低ナトリウム血症

ナトリウム喪失性低Na血症

生理食塩水 1000～2000 ml 点滴静注

希釈性低Na血症

3％ 高張食塩水 0.5～1 ml/kg/時で点滴静注 （10％ NaCl 20 ml アンプルを用いて調剤する）

心不全，肝硬変による体液貯留に伴う低Na血症

サムスカ（7.5 mg, 15 mg）1錠/日 分1

異所性 ADH 産生腫瘍による SIADH における低 Na 血症

フィズリン（30 mg）1 錠/日　1 日 1 回　食後
3 日間で有効な場合，7 日間継続可

> check　ナトリウム喪失性の場合には塩分負荷（10 g 以上/日）を，希釈性の場合には水分制限（500～1000 ml/日）を併せて行う．

(5) 高カルシウム血症

生理食塩水　2～4 l/日　点滴静注
ラシックス　40 mg　静注（4～6 時間ごと）

エルシトニン　40 単位　1 日 1 回　筋注
または 1～2 時間かけて点滴静注

プレドニン（5 mg）4～8 錠/日　分 1

悪性腫瘍による高 Ca 血症や固形癌骨転移による骨病変

ゾメタ注（4 mg）生理食塩水 100 ml に希釈し，
15 分以上かけて点滴静注（少なくとも 1 週間間隔をおく）

> check　軽症例では脱水の補正が最も重要．カルシウム濃度 14 mg/dl 以上になると重篤な合併症が出現するため，積極的な治療が必要．

(6) 低カルシウム血症

カルチコール（8.5 %）5～10 ml　10 分ほどかけて静注
（急速静注は禁）

アルファロール（1 μg）1～2 カプセル/日　1 日 1 回

> check　血清カルシウム濃度が基準値の正常下限になるように，ビタミン D の投与量を調節．低マグネシウム血症があればその補正が必要．

7. ヘモクロマトーシス

瀉血 1回 400〜500 ml の瀉血を週1回程度
エクジェイド懸濁用錠（125 mg または 250 mg） 　20 mg/kg を水 100 ml 以上で懸濁し，空腹時内服　分1

8. 神経疾患

1. 頭痛
(1) 緊張型頭痛
急性期治療（頓用）

カロナール（200 mg）2錠/回　頓用　1日3回まで
月15日まで

check　上記以上の頻用は薬剤の使用過多による頭痛をもたらすので避ける．

予防治療

トリプタノール（10, 25 mg）1日10〜25 mg/日
1日1〜2回（適応外使用）

ツムラ釣藤散（2.5g/包）1回1包　1日3回　毎食前

(2) 片頭痛
頭痛発作初期

マクサルトRPD（10 mg）1回1錠　1日2回まで

イミグラン（50 mg）1回1〜2錠　1日4錠まで

レルパックス（20 mg）1回1〜2錠　1日2錠まで

ゾーミッグRM（2.5 mg）1回1〜2錠　1日4錠まで

check　頭痛初期（首振りで頭痛が誘発）に服用する．薬剤の使用過多による頭痛予防のため，月に10日未満の服用とする．

持続時間の長い片頭痛発作に

アマージ（2.5 mg）1回1錠　4時間以上開けて1日2回まで

即効性を望むとき

> イミグランキット皮下注（3 mg）1回3 mg
> 　　　　　　　　皮下注（自己注射）1日2回まで

片頭痛の予防治療（月に2～6回以上，頭痛発作があるとき）

> ミグシス（またはテラナス）（5 mg）2錠/日　分2

> デパケンR（200 mg）1回1錠　1日2回

妊娠・授乳中の頭痛初期

> カロナール（200 mg）2錠/回　頓用　1日3回まで

妊娠・授乳中の片頭痛発作予防

> インデラル錠（10 mg）2～6錠　分2～3

(3) 群発頭痛

発作時治療

> イミグランキット皮下注（3 mg）1回3 mg
> 　　　　　　　　皮下注（自己注射）1日2回まで

予防治療

> ワソラン（40 mg）1回2錠　1日3回8時間ごと
> 　　　　　　　　　　　　　　　　（保険適応外）

2. 末梢神経障害

基本処方

> メチコバール（500 mg）1回1錠　1日3回

神経障害性疼痛を伴うとき

> リリカ（75 mg）2カプセル　分2/日で開始1週間後に同
> 　（150 mg）2カプセル分2に増量

治療困難な疼痛を伴うとき

> トラムセット配合錠　1回1錠　1日4回

さらに治療困難な慢性疼痛を伴うとき

> ワンデュロ（0.84, 1.7, 3.4, 5 mg）0.84 mg から開始し適宜漸増　24時間ごと貼付

うつ症状を伴うとき（うつ病に適応）

> サインバルタ（20 mg）1回1カプセル　1日1回
> 　　　　　　　　　　　　　　　　　1回3カプセルまで

3. 一過性脳虚血発作（TIA）

(1) 非弁膜症性心房細胞が原因の場合

> 新規経口抗凝固薬（NOAC）（脳塞栓症の項参照）
> 　check　ワーファリン導入は効果発現に時間がかかるのでNOACを用いる．

(2) アテローム血栓性が原因の場合

> バイアスピリン（100 mg）3錠/日　1回　初日のみ
> 　以後は下記の維持療法

4. アテローム血栓性脳梗塞（慢性期）

出血リスクが低いとき

> バイアスピリン（100 mg）1錠　1日1回

> タケルダ配合錠1錠　分1（アスピリンとPPIの合剤）
> 　check　術前休薬目安7〜10日．ブリッジングにプレタールを使用．

> プラビックス（75 mg）1錠　1日1回
>
> > check　術前休薬目安14日．ブリッジングにプレタールを使用．
> >
> > check　抗血小板剤は原則単剤使用，重症例での2剤併用は3カ月間限定．

出血リスクを避けたいとき，頻脈が問題にならないとき

> プレタールOD（100 mg）1回1錠　1日2回
>
> > check　術前休薬目安2日．

非弁膜症性心房細動に伴う心原性脳梗塞

新規経口抗凝固薬（NOAC）による治療

> プラザキサ（75，110 mg）1回150 mg　1日2回
>
> > check　中等度腎機能障害 $30 \leq Ccr<50$ では1回110 mgに減量し1日2回．術前休薬1日，腎機能低下症例は2〜4日．

> イグザレルト（10，15 mg）1回15 mg，1日1回
>
> > check　中等度腎機能障害では1回10 mgに減量し1日1回　術前休薬1日．

> エリキュース（2.5，5 mg）1回5 mg　1日2回
>
> > check　80歳以上　体重60 kg以下，クレアチニン 1.5 mg/dl 以上のうち二項目以上満たしたら1回2.5 mg 1日2回に減量　術前休薬1〜2日．

> リクシアナ（30，60 mg）1回60 mg　1日1回
>
> > check　体重60 kg以下，および腎機能，併用薬により30 mgに減，術前休薬1日．

8. 神経疾患

透析患者およびワーファリンの厳密な管理が可能な場合

> ワーファリン（0.5, 1 mg）1 mg/日から開始し，適宜増減，
> 維持量は2〜5 mg/日程度　分1

- check　非高齢者はPT-INR　2.0〜3.0を目標，微調整は
  総量の2割程度を増減．高齢者は同1.6〜2.6を
  目標．
- check　術前休薬3〜5日．NOACによるブリッジング
  を行う．

弁膜症性心房細動および機械弁置換後に伴う脳梗塞

> ワーファリン（0.5, 1 mg）1 mg/日から開始し，適宜増減，
> 維持量は2〜5 mg/日程度　分1

- check　PT-INR値2.0〜3.0を目標．術前休薬3〜5日．
  ヘパリンによるブリッジングを行う．

5. 脳梗塞急性期

(1) 初期対応

> ラジカット注（30 mg）1本30分で点滴　1日2回14日間

- check　初回ラジカット点滴中に血栓溶解療法適応につい
  て検討する．発症3.5時間以内来院（発症4.5時
  間以内に専門病院で血栓溶解療法開始可能な場
  合）は血栓溶解療法候補．

(2) 高血圧管理

> ペルジピン注　1回1〜2 mg　静注

> ヘルベッサー注　1回10 mg　静注

110　8. 神経疾患

> check　血栓溶解療法非適応の場合：血圧が収縮期＞220，拡張期＞120 mmHg がストレス解除後も持続する場合に限定し降圧剤を投与．血栓溶解療法適応の場合：収縮期＞185，拡張期＞110 mmHg，血栓溶解療法に間に合うように降圧剤を投与する．

(3) 血栓溶解療法

> グルドパまたはアクチバシン注（600，1200，2400万 IU）0.6 mg/kg の10%を急速静注，残りを60分で点滴静注

(4) 血栓溶解療法非適応症例（心原性脳塞栓症を除く）

A. 発症48時間以内に治療開始例

> スロンノン（ノバスタン）HI注（10 mg/2 ml）
> 6アンプル＋輸液/24時間持続点滴，2日間，その後5日間は1回1A，3時間で点滴静注，1日2回

B. 発症5日以内に治療開始症例

> 注射用カタクロット（キサンボン）（20 mg）1回2A＋5%糖液 100 ml　2時間で点滴　14日間

6. 脳出血急性期

血圧管理

> ペルジピン注　1回1～2 mg　静注

> ヘルベッサー注　1回10 mg　静注

> check　収縮期血圧 140 mmHg 以下を目標にする．

脳浮腫対策

> グリセオール注（200 ml）1本/回を2時間で1日2～3回

7. くも膜下出血急性期

血圧管理

> ペルジピン注 (10 mg/10 ml) 3〜10 ml/時

> check　収縮期血圧 120〜150 mmHg に管理し,脳外科病院に転送.

8. 脳血管障害慢性期後遺症
(1) 認知症

> アリセプト,レミニール,イクセロンパッチ (Alzheimer病の項参照)

> check　脳血管障害と Alzheimer 病の合併を想定して治療トライする.

(2) 過活動膀胱

β3受容体作動薬

> ベタニス (50 mg) 1回1錠　1日1回

> check　抗コリン作用性の副作用がない.

抗ムスカリン受容体作用薬

> ベシケア錠 (5 mg) 1回1錠　1日1回

> ウトリス (ステーブラ) OD (0.1 mg) 1回1錠　1日2回

> ネオキシテープ (73.5 mg)　1日1枚　貼付

> check　上2剤はムスカリン受容体サブタイプ選択性により,ネオキシは最大血中濃度を下げることにより抗コリン性の副作用を軽減.

(3) 上肢・下肢痙縮

軽症

ミオナール（50 mg）1回1錠　1日3回

中等症

リオレサール（5 mg）1回1～2錠　1日3回
テルネリン（1 mg）1回1～3錠　1日3回

中等から重症

ダントロレン（25 mg）1回2カプセル　1日1～3回

重症

ボトックス局注（100単位/バイアル）痙縮筋に適量を局注
バクロフェン髄注　ポンプシステムを用いて適量を持続髄注

(4) 痙攣・てんかん

イーケプラ（500 mg）1回1錠　1日2回

> check　脳血管障害慢性期に発症した痙攣はてんかんとして治療開始.

9. ヘルペス脳炎

ゾビラックス点滴静注用（250 mg）5～10 mg/kg/回   　　　（1回1～2バイアル程度）　1日3回点滴静注

10. 細菌性髄膜炎

15～50歳　下記を併用する

デカドロン注　1回0.15 mg/kg　1日4回　2～4日間   　初回は抗生剤投与10～20分前に投与
メロペン注　1回2.0 g　1日3回　8時間ごと　10～14日間

バンコマイシン　1回0.5〜0.75 g　1日4回　点滴静注
10〜14日間

50歳以上　下記を併用する

デカドロン注　1回0.15 mg/kg　1日4回　2〜4日間
初回は抗生剤投与10〜20分前に投与

ロセフィン注　1回2.0 g　12時間ごと　点滴静注
10〜14日間

ビクシリン注　1回2 g　4時間ごと　点滴静注（1日6回）
10〜14日間

バンコマイシン　1回0.5〜0.75 g　1日4回　点滴静注
10〜14日間

11. 結核性髄膜炎

下記の全てを併用する

イスコンチン（100 mg）　1回3錠　1日1回　朝食後
12カ月間

リファジン（150 mg）体重50 kg未満：1回3カプセル；
体重60 kg以上：1回3カプセル　1日1回　朝食前
12カ月間

ピリドキサール（10 mg）　1回1錠　1日3回　12カ月間

ピラマイド原末　体重50 kg未満：0.75 g；体重60 kg以上：
1.0 g　1日2回　朝夕食後　2カ月間

エサンブトール（250 mg）　1回3錠（または15 mg/kg）
朝食後　2カ月間

> デカドロン注 0.3～0.4 mg/kg 日を点滴静注 1日1回
> 　　　　　　　　　　　1週ごとに0.1 mg/kgずつ減量

12. 真菌性髄膜炎

(1) クリプトコッカス髄膜炎

導入療法

> アンビソーム注 1回3～6 mg/kg 1日1回
> 　　　　　　　1～2時間で点滴静注 2～6週間

> アンコチル（500 mg）25 mg/kg/回 1日4回

地固め療法

> ジフルカン注またはカプセル（50, 100 mg）
> 　1回200～400 mg 1日1回点滴または経口投与 8週間

維持療法

> ジフルカン（100 mg） 1回2カプセル 1日1回
> 　　　　　　　　　　　　　　　　　　　　　6～12カ月

(2) アスペルギルス髄膜炎

> ブイフェンド注 1回6 mg/kg（初日），
> 　4 mg/kg（2日目以降）1日2回 12時間ごと 静注

check 4週間以上の継続が必要．

13. 脳膿瘍

> メロペン注 1回2 g 1日3回 8時間ごと 点滴静注
> 　　　　　　　　　　　　　　　　　　　　6～8週間

14. Parkinson 病

70歳以下，認知症合併なし，自動車運転しない場合の初期治療

| ニュープロパッチ（4.5, 9.0, 13.5 mg/枚）4.5 mg で開始し最大 36 mg 貼付/日（24時間ごとに貼り替える） |

| レキップ CR 錠（2, 8mg）錠，2 mg/日で開始し漸増（最大 16 mg）/日　1日1回 |

| ミラペックス LA 錠（0.375, 1.5 mg）0.375 mg より開始し，最大 4.5 mg/日　1日1回 |

上記以外の場合初期治療

| メネシット（L: 100 mg）1回1錠　1日1～6回　適宜増減 |

Wearing-off 症状（上記に追加）

| エフピー OD 錠（2.5 mg）1～4錠　分1～2回（朝または朝昼） |

| トレリーフ（25 mg）錠，OD 錠　1～2錠/分1　朝 |

| ノウリアスト（20 mg）1～2錠　分1　朝 |

| スタレボ（L50, L100 mg）L50 または L100 を1回1～2錠，1日8回まで，メネシットから切り替え |

重症オフ症状

| アポカイン注　1回1～6 mg　1日5回まで自己注射 |

15. Wilson 病

銅排出促進

第1選択薬

| メタライト（250 mg）1回1→2カプセル　1日4回 |

第2選択薬

| メタルカプターゼ（200 mg）1回1→2カプセル　1日3回 |

| ピリドキサール (10 mg) 1回1錠　1日3回 |

check　副作用が高頻度のため第1選択薬としては使いにくい．

銅吸収抑制（維持期）

| ノベルジンカプセル (50 mg) 1回1カプセル　1日3〜5回 |

16. 本態性振戦

第一選択薬

| アロチノロール塩酸塩 (5, 10 mg) 1回5〜10 mg, 1日2回 |

低血圧，徐脈，気管支喘息が問題となるとき

| リボトリール (0.5 mg) 1回1〜2錠，1日1〜3回
（保険適応外） |

17. 多発性硬化症

急性増悪時

| ソル・メドロール静注用　1000 mg/生理食塩水 100 ml/
2〜3時間　3日間 |

check　後療法の経口プレドニンは必ずしも必要はない．

軽症・妊娠希望女性

| コパキソン注 (20 mg) 1日1回　毎日筋注 |

軽症

| ベタフェロン注 (960万 IU) 1回800万 IU　隔日皮下注 |
| アボネックス注 (30 μg) 1回30 μg　週1回筋注 |

中等症

| ジレニア (0.5 mg) 1カプセル/日 |

> check 初回投与時は入院し心電図モニター.

重症

```
タイサブリ注 (300 mg) 1回 300 mg　点滴静注
                              4週に1回
```

18. Guillain-Barré 症候群

```
献血ベニロン-I 静注用 (1000 mg) 1回 0.4 mg/kg
    1日1回　6時間以上かけて点滴静注　5日間
```

重症例での併用として

```
ソル・メドロール静注用　1000 mg/生理食塩水 100 ml/
                              2～3時間　3日間
```

19. 重症筋無力症

胸腺摘出術の適応ある場合

```
拡大胸腺摘出術
```

対症療法

```
メスチノン錠 (60 mg) 1回1錠　1日1～3回
```

ステロイドおよび免疫抑制剤

```
プレドニン (5 mg) 1回1錠
  (→12錠または著効するまで漸増) 1日1回
```

```
プログラフ (1 mg) 1回3カプセル　1日1回
```

```
ネオーラル (25, 100 mg) 1回2～4カプセル
  1日2回 (約3 mg/kg/日)
```

重症筋無力症クリーゼ

単純血漿交換

ソル・メドロール静注用　1000 mg　1回1バイアル 　1日1回2時間で点滴静注　3日間

献血ヴェノグロブリンIH注　1回0.4 mg/kg 　1日1回6時間以上かけて点滴静注　5日間

20. 低カリウム性周期性四肢麻痺

麻痺発作時

スローケー錠（600 mg）1回3～4錠　2～4時間ごと

予防的治療

スローケー錠（600 mg）1回1錠　1日3回

21. 顔面神経麻痺

(1) 特発性顔面神経麻痺（Bell 麻痺）

プレドニン（5 mg）1回6錠　1日2回　5～7日間 　　　　　　　　　　　　　　　　　　　　　その後漸減

メチコバール（500 μg）1回1錠　1日3回

check Ramsay Hunt症候群が除外されている場合はバルトレックスの併用は不要.

(2) Ramsay Hunt 症候群

バルトレックス（500 mg）1回1錠　1日2回 　　　　　　　　（または1回2錠1日3回）7日間

22. 認知症
(1) Alzheimer病
A. 基本治療

アリセプトD（3, 5, 10 mg）3 mg/日 5〜10 mg/日が維持量
レミニール（4, 8, 12 mg）8 mg 分2で開始 16 または 24 mg 分2で維持
イクセロンパッチ（リバスタッチ）4.5, 9, 13.5, 18 mg/日 貼付 4.5 または 9 mg で開始し，18 mg が維持量（24時間ごとに貼り替える）

B. 些細なことでキレやすい場合

メマリーOD（5, 10, 15, 20 mg）5 mg 錠 分1/日で開始 1週ごとに5 mg 増量 20 mg が通常の維持量
ツムラ抑肝散（2.5 g/包）3包/日 分3

check 活動性の低い患者には使用を避ける．

C. 精神症状

セロクエル（25 mg）1回 0.5〜4錠 1回眠前
ジプレキサ（2.5 mg）1回 0.5〜2錠

check セロクエルは，薬剤性パーキンソニズムを避けたい場合に使う．糖尿病は禁忌．セロクエルは短時間作用，ジプレキサは長時間作用．

リスパダール液（0.5, 1 mg/包） 1回 0.5〜3 mg 1日1回 眠前

> check　糖尿病では慎重投与．薬剤性パーキンソニズムが起きうる．液剤は錠剤よりも即効性．作用時間は長い．

(2) レビー小体型認知症

アリセプトD（3，5，10 mg）3 mg/日から開始し適量（1～10 mg）で維持

ツムラ抑肝散（2.5 g/包）3包/日　分3

メネシット（100 mg）1回1錠　1日1～3回　適宜増減

> check　レビー小体型認知症の運動症状ではL-DOPA製剤（メネシット等）を使用．

23. 筋クランプ（こむら返り）

ツムラ芍薬甘草湯エキス顆粒（2.5g/包）1回1包 1日3回　毎食前

ダントリウムカプセル（25 mg）1カプセル眠前

リボトリール（0.5 mg）1錠　1日1回　眠前

24. 片側顔面けいれん，眼瞼けいれん

ボトックス（50単位/バイアル）　適量を眼輪筋等に局注

25. レストレスレッグス症候群（下肢静止不能症候群）

鉄欠乏状態を伴うとき

フェロミア（50 mg）1回1錠　1日1回

症状発現時間が限定しているとき

レグナイト（300 mg）1回2錠　夕食後　1日1回

| ビ・シフロール（0.125, 0.25 mg）1回 0.125〜0.75 mg |
| 就寝 2〜3 時間前 1回 |

症状発現時間が限定されていないとき，および透析患者

| ニュープロパッチ（2.25, 4.5 mg/枚）1回 2.25〜6.75 mg 貼付　24 時間ごとに貼り替える |

9. 腎疾患

1. 無症候性蛋白尿・血尿

抗血小板療法

ペルサンチンL（150 mg）2カプセル/日 分2
コメリアン（50 mg）6錠/日 分3

check 通常予後良好で，主要疾患を除外後経過観察．一部が慢性腎炎に移行．

2. IgA 腎症

抗血小板療法

ペルサンチンL（150 mg）2カプセル/日 分2
コメリアン（100 mg）3錠/日 分3

高血圧に対して

レニベース（5 mg）0.5〜2錠/日 分1
ディオバン（80 mg）1錠/日 分1
オルメテック（10 mg）1〜2錠/日 分1

蛋白尿1 g/日以上でeGFR ≧ 30 m*l*/分/1.73m² 以上の症例

プレドニン（5 mg）0.8〜1.0 mg/kg/日 分1〜2 経口2カ月間 その後1カ月に0.2 mg/kg/日ごと 4カ月間で減量して 経口6カ月投与

check 大半は予後良好だが，一部は慢性腎不全に移行．扁桃腺摘出も考慮．

3. 急性腎炎症候群

細菌（病因抗原）除去

| サワシリン（250 mg）3錠/日 分3, 7〜10日 |

浮腫・腎機能不全に対して

| ラシックス（20 mg）1〜4錠/日 分1〜2 |

高血圧に対して

| ノルバスク（5 mg）1錠/日 分1 |

| ブロプレス（8 mg）1錠/日 分1 |

> check　安静・保温, 減塩・低蛋白食, 高エネルギー食（35 kcal/kg/日）.

4. 急速進行性腎炎

ステロイド療法

　パルス療法

| ソル・メドロール 500〜1000 mg/日　点滴静注 3日間 |

　維持療法

| プレドニン（5 mg）8〜12錠/日 分1 漸減 |

無効のとき

| エンドキサン（50 mg）0.5〜2錠/日 分1 |

抗凝固療法

| ヘパリン 3000単位　静注→15〜20単位/kg/時間
　　　　　　　　　　　　　　　　　　持続点滴 |

| ワーファリン（1 mg）1〜5錠/日 分1 |

抗血小板療法

ペルサンチン（100 mg）3錠/日 分3

コメリアン（100 mg）3錠/日 分3

> check　高齢者の ANCA 関連疾患の頻度が高い．数カ月以内に腎不全に移行するため，早期から積極的な治療を行う．ステロイド抵抗例には血漿交換も試みられる．

5. 慢性腎炎症候群

腎機能正常例（蛋白尿 1 g/日以下）

ペルサンチンL（150 mg）2カプセル/日 分2

コメリアン（50 mg）6錠/日 分3

腎機能低下例（蛋白尿 1～3 g/日）

プレドニン（5 mg）6～12錠/日 分1～2

ワーファリン（1 mg）1～5錠/日 分1

ペルサンチンL（150 mg）2カプセル/日 分2

高血圧に対して

レニベース（5 mg）1錠/日 分1

ディオバン（40 mg）1～2錠/日 分1

ノルバスク（2.5 mg）1～2錠/日 分1

ナトリックス（1 mg）1～2錠/日 分1

プレミネント 1錠/日 分1～2

> check　血圧コントロールが病変の進展防止に重要．消炎鎮痛剤の投与に注意．

6. ネフローゼ症候群

| プレドニン (5 mg) 6〜12 錠/日 分1〜2 漸減 |

| ヘパリンナトリウム N 注 1回 10000〜15000 単位
24 時間かけて持続点滴 |

無効例

| ソル・メドロール 1000 mg + 5％ブドウ糖 500 ml
点滴静注 3日間 |

| エンドキサン (50 mg) 1〜2 錠/日 分2 |

| ブレディニン (50 mg) 3 錠/日 分1 |

補助的療法

| ペルサンチン L (150 mg) 2 カプセル/日 分2 |

| ワーファリン (1 mg) 1〜5 錠/日 分1 |

| オルメテック (20 mg) 1〜2 錠/日 分1〜2 |

| リピトール (10 mg) 1 錠/日 分1 |

check 微小変化群にステロイド有効例が多い．低蛋白・低脂肪食．

7. 急性腎障害

水分・Na 貯留に対して

| ラシックス 20〜100 mg 適宜静注 |

高カリウム血症に対して

| カリメート末 30 g/日 分3 |

| ケイキサレート 15 g
ソルビトール 60 ml/日 分3 |

| アーガメイトゼリー (25 g) 3〜6 個/日 分1〜3 |

メイロン注（8.4％）40 mℓ　5分で静注
50％ブドウ糖液 40 mℓ ＋ ヒューマリンR注 8 単位 　　　　　　　　　　　　　　　　　　　　点滴静注

> **check**　腎前性・腎後性の除外が重要．食事は，低蛋白（30 g 以下）・低塩（3 g 以下）・低カリウム食で，水分バランスに注意．常に透析導入を念頭に置いて管理．

8. 慢性腎臓病

高血圧に対して

ラシックス（40 mg）1～8錠/日　分1～3
アムロジン OD 錠　2.5～5 mg/日　分1
ディオバン（40 mg）1錠/日　分1
ブロプレス（2 mg）1～2錠/日　分1
アルドメット（125 mg）2～6錠/日　分2～3

高カリウム血症に対して

アーガメイトゼリー（25 g）1～6個/日　分1～3
ラシックス（40 mg）1～3錠/日　分1～2

高尿酸血症に対して

フェブリク（10 mg）1～2錠/日　分1

尿毒症症状の改善，透析導入の遅延目的

クレメジン細粒（2 g/分）3包/日　分3　食間

貧血に対して

ネスプ　30 μg　2週に1回　皮下注

check 積極的な飲水を奨励．合併する高血圧に対する治療が中心．脳動脈瘤の合併に注意．

細管疾患
細管性アシドーシス
尿細管性アシドーシス（II型）

| 炭酸ナトリウム 6～30 g/日 分3 |

| ラリットU散 6 g/日 分3 |

| ユーケー（600 mg）4錠/日 分2 |

尿細管性アシドーシス（低カリウム型）

| 炭酸ナトリウム 1.5～6 g/日 分3 |

| ラリットU散 6 g/日 分3 |

| ユーケー（600 mg）4錠/日 分2 |

尿細管性アシドーシス（高カリウム型）

| ラシックス（40 mg）1～3錠/日 分1～2 |

| ケイメート 15 g |

| ケビトール 15 g/日 分3 |

| フロリネフ（0.1 mg）0.5～2錠/日 分1 |

Bartter症候群

| アルダクトン（25 mg）3～6錠/日 分3 |

| ユーケー（600 mg）4錠/日 分2 |

性尿崩症

| フミイトラン（2 mg）1～2錠/日 分1 |

高リン血症に対して

| カルタン（500 mg）3～6錠/日 分3 毎食直後 |

代謝性アシドーシス

| 炭酸水素ナトリウム末 1～3g/日 分1～3 |

二次性副甲状腺機能亢進

| アルファロール（0.25 μg）1～2錠/日 分1 |

| ロカルトロール（0.25 μg）1錠/日 分1 |

脂質異常症

| メバロチン（5 mg）1錠/日 分1 |

| リバロ（1 mg, 2 mg）1～2 mg/日 分1 |

check 高カロリー（35～45 kcal/kg）・低蛋白（0.6～0.7 g/kg）・低塩（5～7 g/日）・低カリウム食．原疾患の管理と血圧コントロールが重要．腎排泄型薬剤の蓄積毒性に注意．

9. 糖尿病性腎症
血糖コントロール
血圧コントロール

| ディオバン（80 mg）1～2錠/日 分1 |

| オルメテック（20 mg）1錠/日 分1 |

| アテレック（10 mg）1～2錠/日 分1 |

効果不十分のとき

| プレミネント 1錠/日 分1 |

浮腫に対して

| ラシックス（20 mg）1～3錠/日 分1～2 |

- check 蛋白尿出現前（微量アルブミン尿の時期）からの血圧・血糖コントロールが重要．血糖はHbA1c 7.0％未満を目標にコントロール．

10．ループス腎炎

プレドニン（5 mg）8～12錠/日　分1～2　漸減
エンドキサン（50 mg）1～2錠/日　分1～2
プレディニン（50 mg）3錠/日　分1

無効例

ソル・メドロール 1000 mg ＋ 5％ブドウ糖 500 ml 点滴静注　3日間
ネオーラルカプセル(25 mg) 4～6カプセル/日　分2
プログラフカプセル（1 mg）2～3カプセル/日　分1

補助的療法

ペルサンチンL（150 mg）2カプセル/日　分2
バイアスピリン（100 mg）1錠/日　分1

- check 腎生検で組織像（WHO分類IからIV型）を確認してから治療開始．尿所見，血清補体価，抗DNA抗体価などで，治療効果判定．

11．紫斑病性腎炎

軽症例

ペルサンチンL（150 mg）2カプセル/日　分2
コメリアン（50 mg）6錠/日　分3

重症例

プレドニン（5 mg）6～12錠/日　分1

無効例

ソル・メドロール 500 mg ＋ 5％ブド 点滴

- check 多くは予後良好．ネフローゼ的に活動性ある場合にステロ

12．血栓性微小血管症（溶血性尿毒症

- check 致命率高く，原疾患に対する血漿交換が必要．

13．腎血管性高血圧

ディオバン（80 mg）1～2錠/日　分
オルメテック（20 mg）1錠/日　分1
アテレック（10 mg）1～2錠/日　分

- check 可能であれば経皮経管腎動脈観血的腎動脈血行再建術を優

14．多発性嚢胞腎

ディオバン（80 mg）1～2錠/日　分
ブロプレス（8 mg）1錠/日　分1

腎機能低下進行抑制

サムスカ　60 mg（朝45 mg，夕15 m

16. 腎性貧血

> ネスプ　30 μg　皮下注　2 週ごと

check　血清クレアチニン 2mg/dl 以上でかつ Hb 10g/dl 以下となったら治療開始.

17. 腎細胞癌

> スミフェロン注（600 万単位）1 回 600 万単位　1 日 1 回　筋注
> 　　　　　　　　　　　　　　　　　　　　　　　　　　　週 3 回

> イムネース注（35 万単位）70 万単位/日　点滴静注　連日

分子標的療法薬（専門医による投与）

> スーテント（12.5 mg）4 錠/日　分 1　4 週間連日
> ネクサバール（200 mg）4 錠/日　分 2

check　腎皮膜内に限局する腎細胞癌の手術成績は良好.

10. 膠原病

1. 関節リウマチ

対症療法：臨床症状の改善を目的として補助的に NSAIDs を投与する

ロキソニン（60 mg）1回1錠　1日3回

セレコックス（200 mg）1回1錠　1日2回

モービック（10 mg）1回1錠　1日1回

ボルタレン SR（37.5 mg）1回1カプセル　1日1回

Phase I

MTX が禁忌ではない

リウマトレックス（2 mg）　1回1〜2カプセル　12時間ごと 　　　　　　　　　　　　　　　　　　　総量3〜4カプセル

フォリアミン（5 mg）1回1錠　週1回 　　　　　　　　　　リウマトレックス服用の48時間後

MTX が禁忌

アザルフィジン EN（500 mg）1回1錠　1日2回

Phase II　Phase I が効果不十分または副作用で継続できない場合生物学的製剤を上記に併用する

TNFα阻害　それぞれ規定のスケジュールで投与

レミケード注　1回3 mg/kg　生理食塩水200 ml に溶解 　2時間で点滴静注，以後規定スケジュールで投与

エンブレル注　1回25 mg　週2回　または1回50 mg 　　　　　　　　　　　　　　　　　　　週1回皮下注

| ヒュミラ注　1回40 mg　2週ごと　皮下注 |

| シンポニー注　1回50 mg　4週ごと　皮下注 |

| シムジア注　初回は1回400 mg　以後1回200 mg　2週ごと |

IL-6受容体阻害

| アクテムラ注　1回8 mg/kg　生理食塩水100 mlに溶解し1時間で点滴静注　4週間ごと |

T細胞副刺激モデュレーター

| オレンシア注　1回500 mg（体重60 kg未満）750 mg（60〜100 kg）1000 mg（100 kg以上）点滴静注 |

Phase Ⅲ　Phase Ⅱが効果不十分または副作用で継続できない場合

| 上記生物学的製剤の種類を変更する |

2. 全身性エリテマトーデス（SLE）

寛解導入療法

| ソル・メドロール静注用（1000 mg）1回1バイアル＋ソリタ-T3号　200 ml　2時間で点滴静注　3日間 |

| プレドニン（5 mg）重症50〜60 mg/日　中等重症30 mg/日　分2〜3 |

| エンドキサン注　1回500〜1000 mg＋十分量の補液　4週ごと　点滴静注 |

維持期に使用する免疫抑制剤（プレドニン維持量に加えて）

| プログラフ（1 mg）1回3カプセル　1日1回 |

| ネオーラル（10, 25, 50 mg）1回50〜75 mg　1日2回 |

| ブレデュニン（50 mg）1回1錠　1日3回 |

3. 多発性筋炎・皮膚筋炎

ソル・メドロール（1000 mg/バイアル）1000 mg/ソリタ-T3号　200 m*l*　2時間で点滴静注　3日間

プレドニゾロン（5 mg）1回4〜6錠　1日3回 　　　　　　　　　　　　　　　2週ごとに10〜20%減量

メソトレキセート（2.5 mg）1回1〜2錠　12時間ごと 　　　　　　　　　　　1〜3回　週1セット

フォリアミン（5 mg）1錠メソトレキセート服用の2日後 　　　　　　　　　　　　　　　　　　　　週1回

4. 進行性全身性硬化症

(1) 皮膚硬化

プレドニン（5 mg）1回2錠　1日2〜3回

(2) Raynaud 現象

ドルナー（プロサイリン）(20 μg) 1回1〜2錠　1日3回

(3) 皮膚潰瘍，指先潰瘍

ドルナー（プロサイリン）(20 μg) 1回1〜2錠　1日3回

プレタール OD（100 mg）1回1錠　1日2回

リプル（パルクス）(5, 10 μg) 1回5〜10 μg　点滴静注 　　　　　　　　　　　　　　　　　　　　1日1回

(4) 消化器病変

パリエット（10 mg）1回1錠　1日1回

ガスモチン（5 mg）1回1錠　1日3回

(5) 間質性肺病変

プレドニン（5 mg）1回2錠　1日3回

エンドキサン注　1回500〜1000 mg　点滴静注
4週間ごと

(6) 肺高血圧症

PGI₂誘導体，抗血小板作用

ケアロードLA（60 μg）1回1〜3錠　1日2回

PDE-5阻害，血管拡張作用

レバチオ（20 mg）1回1錠　1日2〜3回

エンドセリン受容体拮抗

トラクリア（62.5 mg）1回1〜2錠　1日2回

プロスタグランジン製剤

フローラン注　2〜50 ng/kg/分　持続点滴静注

(7) 腎クリーゼ

カプトリル（12.5 mg）1回1〜2錠　1日3回

5. 顕微鏡的多発血管炎

寛解導入療法

ソル・メドロール静注用（1000 mg）1回1バイアル＋ 　維持輸液1日1回2〜3時間　3日間点滴静注
プレドニン（5 mg）1回2〜4錠　1日3回
エンドキサン注　1回10〜15 mg/kg＋維持輸液　点滴静注 　　　　　　　　　　　　　4週に1回　3〜6クール

緩解期維持療法

プレドニン（5 mg）1回1錠　1日2回
イムラン（50 mg）1回1錠　1日1〜3回

6. 混合性結合組織病（MCTD）

軽症

プレドニン (5 mg) 1回1錠　1日2～3回
ロキソニン (60 mg) 1回1錠　1日2～3回

中等症

プレドニン (5 mg) 1回2錠　1日2～3回
プログラフ (1 mg) 1回3カプセル　1日1回

重症例

ソル・メドロール (1000 mg) 1日1回2時間で点滴静注 3日間

> check　この間に次のステップの治療（エンドキサン，イムラン，ネオーラル，プレドニン用量等）を検討する．

末梢循環障害

進行性全身性硬化症の皮膚潰瘍，指先潰瘍の項参照

肺高血圧症

進行性全身性硬化症の肺高血圧症の項参照

7. Sjögren 症候群

(1) 腺症状：ドライアイ

角膜治療薬

ヒアレインミニ (0.1, 0.3%；0.4 ml/本) 1回1滴 (1回1本) 　　　　　　　　　　　　　　　　1日5～6回　点眼
ヒアレイン (0.1, 0.3%；5 ml) 1回1滴　1日5～6回 　　　　　　　　　　　　　　　　　　　　　　点眼

check　ヒアレインミニは防腐剤無添加.

ムチン産生誘導

| ムコスタ点眼液 UD (0.35 ml/本) 1回1滴（1回1本），
　　　　　　　　　　　　　　　　　　　　1日4回点眼 |

| ジクアス (5 ml/本) 1回1滴　1日6回点眼 |

check　ムコスタ点眼液 UD は防腐剤無添加.

(2) 腺症状：口腔乾燥症状

人工唾液

| サリベートエアゾール (50 g/缶) 1回1～2秒（約1 g）
　　　　　　　　　　　　　　　1日1～5回　口腔内噴霧 |

ムスカリン受容体刺激

| サラジェン (5 mg) 1回1錠　1日3回 |

| サリグレン（エボザック）(30 mg) 1回1カプセル　1日3回 |

腺外症状：活動性が低い場合（微熱，リンパ節腫脹，関節痛）

| ロキソニン (60 mg) 1回1錠　1日1～3回 |

| プレドニン (5 mg) 1日1～6錠　分1～3 |

腺外症状：活動性が高い場合（進行性間質性肺炎，間質性腎炎，中枢神経障害，高γグロブリン紫斑）

| ソル・メドロール静注用 (1000 mg) 1回1バイアル
　　　　　　　　　輸液 200 ml で2時間で点滴静注 |

| プレドニン (5 mg) 1日6～12錠　分2～3 |

さらに疾患活動性が高い場合

| エンドキサン，メソトレキセート，リツキサンの併用を検討 |

8. Behçet 病

(1) 眼 Behçet 病　虹彩毛様体炎

リンデロン点眼液（0.1%）　1回1～2滴　1日4回　点眼
ミドリンP点眼液1回1～2滴　1日1～2回

(2) 急性神経 Behçet

ソル・メドロール（1000 mg）1回1000 mg 　ソリタ-T3号200 m*l*　2時間点滴静注
プレドニン（5 mg）1回2錠　1日3回　その後減量

(3) 慢性進行型神経 Behçet

メソトレキセート（2.5 mg）1回2錠 　　　　　　　　12時間ごとに2～3回　1週間ごと
フォリアミン（5 mg）　1回1錠　メソトレキセート投与 　2日後　1週間ごと

(4) 血管 Behçet 病

プレドニン（5 mg）1回2錠　1日3回　その後減量
メソトレキセート（2.5 mg）1回2錠 　　　　　　　　12時間ごとに2～3回　1週間ごと
フォリアミン　1回1錠　メソトレキセート投与2日後 　　　　　　　　　　　　　　　　　　　　1週間ごと

動脈系血栓症予防

バイアスピリン（100 mg）1回1錠　1日1回

静脈系血栓症予防

ワーファリン（0.5，1 mg）1回1 mgから漸増 　維持量は2～5 mg前後

　check　PT-INR は 2.0～3.0 を目標に管理する．

9. Wegener肉芽腫

寛解導入療法

| プレドニゾロン（5 mg）1回2～3錠　1日2～3回 |
| （または1 mg/kg/日） |

| エンドキサン（50 mg）2 mg/kg/回　1日1回 |

重症例の寛解導入療法（上記に併用）

| ソル・メドロール（1000 mg）1バイアル/回 |
| 2時間で点滴静注　3日間 |

| リツキサン注　1回375 mg/m²　週1回　点滴静注 |

寛解維持療法

| プレドニン（5 mg）1回1～3錠　1日1回 |

| イムラン（50 mg）1回1～3錠（約1 mg/kg/日）1日1回 |

| メソトレキセート（2.5 mg）1回1～3錠　1日2回　週1日 |

| フォリアミン（5 mg）1回1錠　メソトレキセート服用
　2日後　週1回 |

10. 膠原病治療中のニューモシスチス肺炎の予防

| バクタ配合錠　1回1錠　1日1回 |

11. アレルギー性疾患

1. 食物アレルギー

除去食
インタール細粒（10 %）40 mg/kg/日 3～4回に分服

check　可能であれば完全除去食を半年施行し，その後誘発試験を行う．陽性ならばさらに半年除去，陰性ならば週1回少量ずつ与え，減感作を行う．

2. 花粉症
(1) 内服療法

軽症から中等症

アレジオン（20 mg）1錠/日　分1
アレグラ（60 mg）2錠/日　分2　流行季節直前から服用
クラリチン（10 mg）1錠/日
ザイザル（5 mg）1錠/日

重症

セレスタミン　2～3錠/日　分1　夕食後

(2) 局所療法

a. 鼻症状に対して

フルナーゼ点鼻　各鼻腔1回噴霧　1日2回，8噴霧まで
アラミスト点鼻薬（27.5 μg）1回各鼻腔に2噴霧　1日1回

鼻閉

| トーク点鼻液（0.118 %）各鼻腔2〜3滴噴霧 1日数回 |
| (短期使用) |

重症例

| フルナーゼ点鼻 各鼻腔1〜4回噴霧 1日2回 |

b. 眼症状に対して

季節前投与

| アレギサール点眼液 1日2回 点眼 |

花粉飛来期

| リボスチン点眼液 1日4回 点眼 |

これで不十分な時，下記のいずれかを追加

| バタノール点眼液（0.1%）1回1〜2滴 1日4回 点眼 |

| リザベン点眼液（0.5%）1回1〜2滴 1日4回 点眼 |

check 花粉アレルゲンの回避が最も重要.

(3) 重症難治症例

| ケナコルトA筋注 1回/2〜3週（保険適応外） |

3. アレルギー性疾患における減感作療法

特異的療法

1) アレルゲンの皮内テスト閾値 0.05 ml 皮下注/週1回
2) 毎回50%ずつ増量，0.5 ml に達したら10倍濃度で同様に注射
3) 維持量（ハウスダストで10倍液，花粉で100〜1000倍液）に達したら，0.5 ml 皮下注を2〜4週に1回継続

> check　スギ花粉による鼻炎などがよい適応となる．若年者ほど有効性が高い．

スギ花粉症舌下免疫（減感作）療法

> ジダトレン（スギ花粉舌下液）200 JAU/ml ボトル，
> 　　　2000 JAU/ml ボトル，2000 JAU/ml パック
> 増量期（1～2週目）：12歳以上；1日1回，以下の用量を舌下に滴下し2分間保持後，飲み込む．その後5分間はうがい・飲食を控える．
> 　1週目（200 JAU ボトル）1～2日目　0.2 ml，
> 　3～4日目　0.4 ml，5日目　0.6ml，6日目　0.8 ml，
> 　7日目　1 ml
> 　2週目（2000 JAU ボトル）1～2日目　0.2 ml，
> 　3～4日目　0.4 ml，5日目　0.6 ml，6日目　0.8 ml，
> 　7日目　1 ml
> 維持期（3週目以降）：1日1回，2000 JAU パック（1 ml）全量舌下に滴下し2分間保持した後，飲み込む．その後5分間はうがい・飲食を控える．

4. ハチ刺症

ハチ毒の局所作用による症状（発赤・腫脹・疼痛）とアナフィラキシー反応による症状がある．症状は刺傷後15分以内に出現し，死亡例も年間数十例みられる．

a. 軽症例

リンデロン VG 軟膏　1日数回塗布

ロキソニン錠（60 mg）1回1錠　疼痛時頓服

b. 重症例（気道・呼吸・循環の異常）

下記のいずれか

アドレナリンの大腿外側部への筋注
ボスミン注　成人　1回 0.3 ～ 0.5 mg　筋注 　　　　　　小児（3 ～ 15 歳）1 回 0.1 ～ 0.3 mg　筋注

c. 携帯用アドレナリン製剤

エピペン注　成人　1回 0.3 mg 　　　　　　小児　1回 0.15 mg　筋注

12. 感染症

1. 細菌感染症
(1) ブドウ球菌感染症

オーグメンチン (375 mg) 3錠/日 分3

セフゾン (100 mg) 3カプセル/日 分3

カルベニン注 1回0.5 g 1日4回 点滴静注 　　　または 1回1 g 1日3回 点滴静注

セファメジン 1 g +生理食塩水 100 ml 点滴静注 1日2回

check いわゆる第3世代セフェムは，黄ブ菌に対する抗菌力が弱いものが多い．

(2) MRSA感染症

軽症例

クラビット (500 mg) 1錠/日

ミノマイシン (100 mg) 2錠/日 分2

中等症以上

バンコマイシン塩酸塩注 (0.5 g) 1回0.5～1 g 1日2～4回 　　　　　　60分以上かけて点滴静注 トラフ値（最低血中濃度）を5～10 $\mu g/ml$ とする

タゴシット注 (200 mg) 初日1回400 mg 12時間間隔で 2回投与し，3回目から同量を24時間ごとに点滴静注 トラフ値を10～20 $\mu g/ml$ に調整

ハベカシン 100 mg +生理食塩水 100 ml 点滴静注 　　　　　　　　　　　　　　　1日2回

院内感染防止

> バクトロバン（2％）軟膏　1日3回　鼻腔内塗布
> 易感染患者から隔離困難な MRSA 保菌者および易感染患者
> （保険適応），易感染患者に接する医療従事者（保険適応外）

> check　予防的投与や局所投与は耐性菌を増加させるため
> 禁忌．MRSA が検出されただけでなく，炎症を
> 惹起している症例に対してのみ治療を行うのが原
> 則．

(3) VRE（バンコマイシン耐性腸球菌）感染症

> ザイボックス（600 mg）2錠/日　分2

> ザイボックス　600 mg　点滴静注　1日2回

> シナシッド　7.5 mg/kg + 5％ブドウ糖 100 ml
> 　　　　　　　　60 分かけて点滴静注　1日3回
> 静脈炎が起こるため，中心静脈ラインが必要

(4) その他のグラム陽性球菌感染症

> ユナシン（375 mg）3錠/日　分3

> ファロム（150 mg）3錠/日　分3

> ジスロマック（250 mg）2錠/日　分1　3日間

> セフメタゾン　1 g + 生理食塩水　100 ml　点滴静注
> 　　　　　　　　　　　　　　　　　　1日2回

> check　βラクタム剤が第一選択だが，近年耐性菌が増加
> している．βラクタム過敏症にはマクロライドを
> 投与する．

(5) 緑膿菌感染症

1) 通常の緑膿菌感染症

モダシン注 (1g) 1回1〜2g 1日2〜3回 点滴静注

メロペン注 (0.5g) 1回0.5g 1日2〜3回 点滴静注

2) 多剤耐性緑膿菌

ペントシリン注 (2g) 1回4g 1日2回 点滴静注

タゾシン注 (2.5g) 1回5g 1日2回 点滴静注

イセパシン注 (200mg) 1回400mg 1日1回 点滴静注

3) 慢性気道感染症

クラリス錠 (200mg) 1〜2錠 分1〜2 長期投与

(6) その他のグラム陰性桿菌感染症

メイアクト (100mg) 3錠/日 分3

シプロキサン (100mg) 3〜6錠/日 分3

モダシン 2g＋生理食塩水 100ml 点滴静注 1日2回

> check 第2, 3世代のセフェム, ニューキノロンで, ほとんどの菌種をカバーできる. あとは, 炎症部位への組織移行性を考慮して選択する.

(7) 嫌気性菌感染症

結晶ペニシリンGカリウム 30万単位 筋注 1日3回

ダラシンS 600mg＋生理食塩水 100ml 点滴静注 1日2回

> check 閉鎖腔の感染, 混合感染の起炎菌として重要.

(8) 放線菌感染症

| 結晶ペニシリンGカリウム 30万単位 筋注 1日3回 |

check 臨床所見が改善してから1カ月は治療を継続する．反応悪いときは，ドレナージや観血的治療を考慮．

(9) ノカルジア症

| バクタ 4錠/日 分2 最低6カ月継続 |
| ミノマイシン注 (100 mg) 1回 100 mg 1日2回 点滴静注 |
| チエナム注 (500 mg) 1回 0.5 g 1日4回 点滴静注 |

(10) レジオネラ症

軽症

下記のいずれか，またはリファジンカプセル (150 mg)
4カプセル/日 分2と併用

| クラビット錠 (500 mg) 1錠/日 分1 |
| ジェニナック錠 (20 mg) 2錠/日 分1 |
| ジスロマック錠 (250 mg) 2錠/日 分1 3日間 |

中等症以上

| クラビット注 1回 500 mg 1日1回 点滴静注 |
| ジスロマック注 1回 500 mg 1日1回 点滴静注 |
| シプロキサン注 1回 300 mg 1日2回 1時間以上かけて 点滴静注 |

(11) 起因菌不明の敗血症

| マキシピーム注 1回 1 g 8時間ごと または1回 2 g 12時間ごと 点滴静注 |
| メロペン注 1回 1 g 8時間ごと 点滴静注 |

| ゾシン注 1回4.5 g 6時間ごと 点滴静注 |

check 広域スペクトルの抗生物質を十分量投与する.

(12) 細菌性食中毒

| ホスミシン (500 mg) 4錠/日 分4 |
| シプロキサン (200 mg) 2錠/日 分2 |

カンピロバクター腸炎

| クラリス (200 mg) 2錠/日 分2 |

check 成人ではニューキノロンかホスミシン,小児ではホスミシンが第一選択.チフス性疾患を除いて自然治癒傾向が強い.黄ブ菌など毒素型では抗菌薬は不要.

(13) 尿道炎

A. 淋菌性尿道炎

| ロセフィン注 1回1 g 1日1回 単回静注 |

B. 非淋菌性尿道炎

| ジスロマック錠 (250 mg) 1回4錠 1日1回 1日間 |
| グレースビット錠 (50 mg) 1回2錠 1日2回 7日間 |

check 淋菌性,非淋菌性(クラミジアが多い)とも,テトラサイクリン,ニューキノロンが有効.

2. ウイルス感染症

(1) 単純疱疹

| バルトレックス (500 mg) 2錠/日 分2 5日間 |
| アラセナ-A 軟膏 適量 3〜4回/日 塗布 |

(2) 性器ヘルペス

初発例

| バルトレックス（500 mg）2錠/日　分2　10日間 |

再発例

| ゾビラックス軟膏　数回/日　外陰部に塗布 |

(3) 水痘

対症療法

免疫不全患者の場合

| ゾビラックス　5〜10 mg/kg　点滴静注　1日3回　7日間 |

check 解熱剤の使用による Reye 症候群の合併に注意.

(4) インフルエンザ

| タミフル　2カプセル/日　分2　5日間 |

| リレンザ　4ブリスター/日　分2　吸入　5日間 |

| イナビル吸入粉末剤（20 mg/容器）
　10歳以上：1回2容器, 10歳以下：1回1容器　単回吸入 |

| ラピアクタ注　1回300 mg
　（小児は10 mg/kg で最高600 mg まで）単回点滴静注 |

| 予防投与：タミフル　1カプセル/日　10日間 |

(5) AIDS（HIV 感染症）

| アイセントレス錠（400 mg）2錠/日　分2
ツルバダ配合錠　1錠/日 |

| プリジスタナイーブ錠（800 mg）1回1錠
ノービア錠（100 mg）1回1錠
ツルバダ配合錠　1回1錠　食後 |

| スタリビルド配合錠　1錠/日　食後 |

トリーメク配合錠　1錠/日

> check　CD4 が 200 ～ 350/μl で治療開始.

(6) 伝染性単核球症

カロナール錠　1回2錠　発熱および咽頭痛が強い時

> check　通常は対症療法のみ．ペニシリン系は発疹の合併
> が多く，禁忌．

3. 真菌感染症

イトリゾール（50 mg）2 ～ 4 カプセル/日　分1
ジフルカン　200 mg　点滴静注　1日1回
ファンギゾン　0.25 ～ 0.5 mg/kg　緩徐に点滴静注　1日1回

> check　ファンギゾンが最も抗菌力が強いが，副作用が多
> い．腎障害合併例・軽症例には他の注射剤や経口
> 剤を選択する．

4. その他の感染症

(1) クラミジア感染症

呼吸器感染症（オウム病など）

ビブラマイシン　100 mg　点滴静注　初日2回
2日目から1日1回
クラリス（200 mg）2錠/日　分2

性器感染症

ジスロマック（250 mg）4錠　単回投与

> check　テトラサイクリン，マクロライド，ニューキノロ
> ンが有効．

(2) リケッチア感染症（ツツガムシ病など）

> ミノマイシン 100 mg ＋生理食塩水 100 ml 点滴静注
> 　　　　　　　　　　　　　　1日2回　10～14日間

check βラクタム剤，ニューキノロンは無効．

(3) スピロヘータ感染症（ライム病など）

> ミノマイシン（100 mg）2錠/日　分2

check 中枢神経合併症に注意．

(4) スピロヘータ感染症（**梅毒**）

> サワシリンカプセル（250 mg）12カプセル/日　分3
> ＋ベネシット錠（250 mg）6錠/日　分3
> 　（第1，2期　2週間，第3期以降　4週間）

> サワシリンカプセル（250 mg）6カプセル/日　分3
> 　（第1期　2～4週間，第2期　4～8週間，
> 　第3期以降　8～12週間）

> ビブラマイシン錠（100 mg）2錠/日　分2
> 　（第1，2期　2週間，第3期以降　4週間）

check ペニシリンが第一選択だがテトラサイクリン，マクロライドでも治療可能．ニューキノロンは無効．早期ほど短期間の治療で効果あり．

(5) レプトスピラ感染症（ワイル病など）

A. 軽症例

> ミノマイシン錠（100 mg）2錠/日　分2　5～7日間

> サワシリン錠（250 mg）8錠/日　分4　5～7日間

> ジスロマック錠（250 mg）2錠/日　3日間

B. 重症例

| ペニシリンGカリウム 150万単位＋生理食塩水 100 ml |
| 点滴静注 1日4回 7日間 |

| ミノマイシン 100 mg＋生理食塩水 100 ml 点滴静注 |
| 1日2回 7日間 |

check 多彩な全身症状に対して，血液透析を含めた全身管理が必要．

(6) 原虫感染症

1) マラリア

予防投与

| メファキン「ヒサミツ」錠275 (250 mg 塩基) |
| 1週間に1錠 流行地に入る1〜2週間前から開始．流行地を離れてからも4週間投与 |

治療

| マラロン配合錠 4錠/日 1日1回 食後 3日間 |

| ファンシダール 3錠/日 分1 |

2) 赤痢アメーバ

| フラジール (250 mg) 3〜9錠/日 分3 7〜10日間 |

3) トキソプラズマ

| ロイコボリン錠 (5 mg) 10〜20 mg/日 分1 (保険適応外) |

| ダラシンS注 1回600 mg 1日4回 静注 (保険適応外) |

4) ニューモシスチス症

急性期治療

バクタ錠　9〜12錠/日　分3　14〜21日間

ベナンバックス注　1回3 mg/kg　1日1回を 　　　　　　　　　　　2時間以上かけて点滴静注

発症予防

バクタ錠　1錠/日　分1

> check　最も重症な熱帯熱マラリアで耐性化が進行しており要注意.

(7) 吸虫類・線虫類による感染症

1) 糸状虫症

スパトニン（50 mg）6 mg/kg/日　分3　12日間連用

2) 蛔虫・蟯虫・鉤虫症

コンバントリン錠（100 mg）10 mg/kg　1回　頓用

3) 糞線虫症

ストロメクトール錠（3 mg）200 μg/kg　分1 　　　　　　　　朝食1時間前　2週間後に同量を服用

4) 鞭虫症

メベンダゾール（100 mg）2錠/日　分2　3日間

エスカゾール錠（200 mg）2錠/日　分1　3日間 　　　　　　　　　　　　　　　　　　（保険適応外）

> check　最も頻度の高い蟯虫症では，家族内・共同生活での集団発生に注意.

13. 精神科境界領域

1. 全般性不安障害・パニック障害・自律神経失調症 (処方は3病態で同じ)

| パキシル (5, 10, 20 mg) 1回5 mgより開始し維持量は20〜40 mg 1日1回 |

| メイラックス (1, 2 mg) 1回1〜2 mg 1日1回 |

2. うつ病性障害, うつ病

不眠症, 体重減少を伴うとき

| リフレックス (レメロン) (15 mg) 1回1〜3錠 1日1回 眠前 |

疼痛性疾患を伴うとき

| サインバルタ (20, 30 mg) 1回20〜60 mg 1日1回 |

不安感が強い場合

| パキシルCR (12.5, 25 mg) 1回12.5 mg 1カプセルから漸増 (〜50 mg/日) 1日1回 |

3. 双極性障害

躁状態

多幸感や爽快気分を呈する古典的躁病

| リーマス (200 mg) 1回2〜3錠 1日2回 |

再発回数が多い, 焦燥感 (+), 不快躁病の場合

| デパケンR (200 mg) 1回2〜3錠 1日2回 |

上記で効果不十分なときに追加

| ジプレキサザイディス錠（10 mg）1回1錠　1日1回 夕食後 |

| エビリファイ OD 錠（24 mg）1回1錠　1日1回　夕食後 |

双極性障害うつ状態

| ラミクタール錠（25 mg）1回1錠　1日1回　2週間 以後添付文書通りに増量 |

| エビリファイ，ジプレキサザイディス，リーマス， デパケンR（前出） |

4. 不眠症

(1) 概日リズム関連性不眠

| ロゼレム（8 mg）1錠/日　眠前 |

(2) 入眠障害

| ルネスタ（1, 2, 3 mg）1錠/日　眠前 |

| マイスリー（5, 10 mg）1錠/日　眠前 |

check 翌朝運転する場合はそれぞれ含有量の多い剤型（3 mg と 10 mg）は避ける．

(3) 中途覚醒

| ロヒプノール（1, 2 mg）1錠/日　眠前 |

check 翌朝，自動車運転する場合は使用しない．

5. てんかん

(1) 特発性てんかん（全般発作）（合併症なし，妊娠希望なし）

| デパケンR（200 mg）1回1〜2錠　1日2回 |

(2) 部分発作（合併症なし，妊娠希望なし）

| テグレトール（200 mg）0.5錠　1回　眠前から漸増
2〜6錠/日　分2〜3 |

(3) 透析患者

| フェニトイン（100 mg）1〜3錠/日　分1〜2 |
| デパケンR（100 mg）2〜8錠/日　分2 |
| テグレトール（100 mg）2〜8錠/日　分2 |
| リボトリール（0.5 mg）1回1〜2錠　1日2〜3回 |

check 標準的血中濃度の半分程度を目標にする．眼振，失調も参考に投与量判断する．

(4) 妊娠希望女性患者

| ラミクタール（25 mg）1錠/日　分1　2週間　以後漸増 |
| イーケプラ（500 mg）2錠/日　分2 |
| フォリアミン（5 mg）1錠/日　分1
　　　　　　　　　　　　　妊娠可能年齢女性に併用 |

check 妊娠予定患者ではラミクタールまたはイーケプラ単剤でできるだけ治療する．

(5) てんかん病型診断に自信のないとき，担癌患者，相互作用の多い併用薬服用中

| イーケプラ（500 mg）2錠/日　分2 |

(6) 高齢者てんかん，認知症合併てんかん

| イーケプラ（250 mg）2錠/日　分2 |

(7) 抗てんかん薬による薬疹発症後の抗てんかん薬の緊急切り替え

イーケプラ (500 mg) 2錠　分2

デパケンR (200 mg) 2〜4錠/日　分2

6. アルコール依存症（離脱症候群周辺）

(ア) ウエルニッケ脳症の予防

ビタメジン静注用（チアミン塩化物塩酸塩 100 mg，ピリドキシン塩酸塩 100 mg，シアノコバラミン 1 mg）1バイアル静注（初回），2回目以降は維持輸液に瓶注し点滴静注

(イ) 離脱症候群の予防・治療

セルシン (5 mg) 1回1錠　1日3〜4回

セルシン注 (10 mg) 1回1アンプル，必要に応じて3〜4時間ごとに静注

14. 整形外科境界領域

1. 骨粗鬆症
(1) 第一選択薬

フォサマック（またはボナロン）(35 mg) 1錠 1週1回 経口*

ベネット (17.5 mg) 1錠 1週1回 経口*
ベネット (75 mg) 1錠 日1回 経口* 4週1回

リカルボン (50 mg) 1錠 日1回 経口* 4週1回

*毎朝起床時に水約180 mLとともに経口投与．服用後30分は横にならず，飲食（水を除く）および他薬剤の経口摂取を避ける．

(2) 病態により以下に変更または，併用

閉経後骨粗鬆症

エストリール (1 mg) 2錠/日 分2
エストラーナテープ (0.72 mg) 1枚/2日 貼付
ボセルモンデポー 1 mL 筋注 2～4週おき

骨粗鬆症による疼痛

エルシトニン 20単位 筋注 週1回

カルシウム不足，高齢者

アスパラCA (200 mg) 6錠/日 分3
アルファロール (1 μg) 1カプセル/日 分1

ビタミンK不足

> グラケー 3錠/日 分3 食後
> 　　　　　　（ワーファリン服用中の患者は禁忌）

- check 積極的な運動，十分なカルシウム・タンパク質の補給が重要．

2. 腰痛症

急性期

> ロキソニン錠（60 mg）3錠/日 分3
> ミオナール錠（50 mg）3錠/日 分3
> セルベックス（50 mg）3カプセル/日 分3

> ボルタレン坐薬（50 mg）1回1個 1日2回まで

> アドフィード 1日2回貼付
> ミオナール錠（50 mg）3錠/日 分3

慢性期

> セレコックス錠（100 mg）1回1錠 1日2回
> メチコバール（500 μg）3錠/日
> セルベックス（50 mg）3カプセル/日 分3

> デパス錠（0.5 mg）1錠/日 分1 就寝時．
> 　　　　　効果不十分な時は3錠，分3まで増量

- check 急性期は安静とコルセットなどによる固定．慢性期は積極的な運動（腰痛体操など）により支持筋力の強化と関節可動域の維持をはかる．

3. 頚肩腕症候群

ロキソニン（60 mg）3錠/日　分3
ミオナール（50 mg）3錠/日　分3

check　長時間の同一姿勢の保持を避け，適度なストレッチにより疼痛部位血流の増加をはかる．

15. 泌尿器科境界領域

1. 前立腺肥大症

a. 軽度肥大

1. 単剤治療

ハルナールD錠（0.2 mg）1錠/日　分1
ユリーフ錠（2.4 mg）2錠/日　分2
フリバスOD錠（50・75 mg）1錠/日　分1　朝食後
ザルティア錠（5 mg）1錠/日　分1　朝食後

2. 2剤併用

エピプロスタットDB　3錠/日　分3
ハルナール，ユリーフ，フリバスのいずれかと併用

b. 重度肥大（≧ 30 ml）

下記のいずれか1剤とユリーフ，ハルナール，フリバスまたはザルティアを併用

アボルブ（0.5 mg）1カプセル/日　分1　朝食後
プロスタール（25 mg）2錠/日　分2
パーセリン（25 mg）2錠/日　分2

c. 蓄尿症状が強い場合

下記のいずれか1剤とユリーフ，ハルナール，フリバスの1剤を併用

ステーブラOD（0.1 mg）2～4錠/日　分2
ベシケアOD（2.5 mg）1～2錠/日　分1　朝食後
バップフォー（10 mg）1～2錠/日　分1　朝食後

2. 尿失禁

腹圧性尿失禁

```
スピロペント（10μg）2〜6錠/日 分2
```

切迫性尿失禁

```
ベシケア（5 mg）1〜2錠/日 分1
```

```
バップフォー（20 mg）1錠/日 分1
```

溢流性尿失禁

```
ウブレチド（5 mg）3錠/日 分3
```

check 残尿が50 ml以上では専門医に紹介.

3. 尿路感染症

(1) 腎盂腎炎

a）軽症・中等症の場合

```
クラビット錠（500 mg）1錠/日 7〜14日間
```

```
セフゾンカプセル（100 mg）3カプセル/日 分3
                              7〜14日間
```

```
シプロキサン錠（200 mg）2〜3錠/日 分2〜3
                              7〜14日間
```

b）重症の場合

```
ロセフィン 2 g＋生理食塩水 100 ml 1日1〜2回
                              点滴静注
```

```
パンスポリン注 1回1〜2 g 1日3回 点滴静注
```

> モダシン注 1回1g 1日3回 点滴静注

> check 大腸菌によることが多いが，結石合併例・カテーテル留置例では他のグラム陰性桿菌や耐性菌の頻度が増加する．水分補給を心がけ，抗生剤は最低でも2週間投与する．

(2) 膀胱炎

a. 急性単純性膀胱炎

> フロモックス（100 mg）3錠/日 分3 原則3日間

> クラビット（500 mg）1錠/日 分1 原則3日間

> セフゾンカプセル（100 mg）3カプセル/日 分3 原則3日間

> check 起炎菌は腎盂腎炎と同様．非細菌性の出血性膀胱炎，薬剤性間質性膀胱炎などの混入に注意．

b. 複雑性膀胱炎

> クラビット（500 mg）1錠/日 分1 7～14日間

> ユナシン（375 mg）3錠/日 分3 7～14日間

> オーグメンチン配合錠250RS 3錠/日 分3 7～14日間

(3) 腎結核

> リファジン（150 mg）3カプセル/日 分1
> イスコチン錠（100 mg）3錠/日 分1～3
> ピラマイド末 1.5g/日 分1～3
> エサンブトール（250 mg）3錠/日 分1

> エサンブトール（250 mg）3 錠/日　分 1
> イスコチン錠（100 mg）3 錠/日　分 1〜3
> リファジン（150 mg）3 カプセル/日　分 1
> `check`　治療期間は 6 カ月が標準.

4. 尿路結石
(1) 腹痛発作

> ブスコパン　20 mg　筋注または静注

> ペンタジン注　15〜30 mg　筋注または静注

(2) 砕石療法

> 体外衝撃波結石破砕術（ESWL）

> 経尿道的結石破砕術（TUL）

> 経皮的結石破砕術（PNL）

(3) 溶解療法

シスチン結石

> チオラ（100 mg）9〜15 錠/日　分 3（保険適応外）
> ウラリット U　3〜6 g/日　分 3

尿酸結石

> ザイロリック（100 mg）1〜3 錠/日　分 3
> ウラリット U　3〜6 g/日　分 3

その他の結石

> ウロカルン（225 mg）6 カプセル/日　分 3
> チアトン（10 mg）3 カプセル/日　分 3

> check　長径 5 mm 以下では自然排石を期待．長径 20 mm 以下では ESWL を，ESWL 抵抗性では PNL，TUL，尿管ステントを考慮する．

5. 夜尿症

夜間尿量（夜尿量＋起床時尿量）と膀胱容量（昼間のがまん尿量）

1. 多尿型　夜間尿量≧ 200 ml，膀胱容量≧ 200ml
2. 膀胱型　夜間尿量＜ 200 ml，膀胱容量＜ 200ml
3. 混合型　夜間尿量≧ 200 ml，膀胱容量＜ 200ml
   10 歳以上には 250 ml

生活指導：就眠 2 時間前からの飲水制限，夜間の強制覚醒の禁止

1. 多尿型

デスモプレシン点鼻液　2.5～5 μg　1回　1～2回/日
保険適応外

2. 膀胱型

バップフォー錠（10，20 mg）1 錠/日　1回/日
保険適応外

3. 混合型　上記のいずれかを使用

6. 過活動膀胱（OAB: over active bladder）（日本排尿機能学会編．過活動膀胱診療ガイドライン 2015）

ネオキシテープ（73.5 mg/枚）1 枚1 日　1 日1 回　貼付
ベシケア錠（5 mg）1 錠/日　1 日 10 mg まで

バップフォー錠(10・20 mg) 10〜40 mg/日
分1〜2　朝・(夕) 食後
食後服用　1日40 mg まで可

ベタニス錠 (25・50 mg) 1回25〜50 mg　1日1回

7. 間質性膀胱炎

膀胱不快感を特徴とする原因不明の疾患．女性(40〜70歳代)に多い．膀胱の間質に浸潤した肥満細胞が原因．
膀胱水圧拡張療法が有効．

アイピーディカプセル (100 mg) 3カプセル　分3　食後
(保険適応外)

トリプタノール錠 (10 mg) 1〜3錠　分1　就寝前
(保険適応外)

ロキソニン錠 (60 mg) 3錠　分3　食後 (保険適応外)

16. 耳鼻科境界領域

1. 慢性化膿性副鼻腔炎

マクロライド少量長期投与が第一選択

クラリス (200 mg) 1錠/日
ムコソルバン (15 mg) 3錠/日 分3

難治例

ジスロマック (250 mg) 2錠/日 分1 3日間

check 起因菌の耐性化が進んでいる.

2. Ménière 病

セルシン注 (10 mg) 1回 10 mg 筋注
メイロン (7%) 250 ml 点滴静注
プリンペラン 10 mg 静注または筋注

発作軽減後

セファドール (25 mg) 3～6錠/日 分3
アデホス錠 (20 mg) 3錠/日 分3
ナウゼリン (10 mg) 3錠/日 分3

メリスロン (12 mg) 3錠/日 分3
デパス錠 (0.5 mg) 3錠/日 分3

難治例

前庭神経切断術または迷路破壊術

check 発作軽減後も数カ月は内服継続. 患者ごとに異なる誘因の回避を指導.

3. 良性発作性頭位めまい症

下記を併用

メリスロン錠（6 mg）3 錠/日　分 3
セルシン錠（2 mg）3 錠/日　分 3

4. 突発性難聴

水溶性ハイドロコートン注　1 回 500 mg 　　　1 日 1 回より開始し，漸減　点滴静注　7 ～ 10 日間
プレドニン（5 mg）8 ～ 12 錠/日　分 2 ～ 3 より開始し 　　　　　　　　　　　　　　　　漸減して 2 週間で終了
アデホス顆粒　3 g/日　分 3
check　安静・入院加療が原則．ステロイド以外にもビタミン B12，ATP，循環改善剤，抗凝固剤，造影剤，高圧酸素などが試みられるが，評価の確立した薬剤はない．

5. （慢性の難聴に伴う）耳鳴

デパス（0.5 mg）3 錠/日　分 3
グランダキシン（50 mg）3 錠/日　分 3
強力ネオミノファーゲンシー　20 ml ＋キシロカイン（2 %）3 ml　静注　週 1 ～ 2 回（保険適応外）
check　難治例が多い．苦痛なく日常生活を送れることを目標とする．

6. 咽喉頭異常感症

デパス錠（0.5 mg）3錠/日　分3　食後

ツムラ半夏厚朴湯（2.5 g）3包/日　分3　食前

　check　悪性腫瘍の除外が必要．甲状腺疾患，Sjögren 症候群，後鼻漏，胃食道逆流などが原因のこともある．心身症的患者では，訴えに対する受容と支持の姿勢が大切．

17. 皮膚科境界領域

1. 皮膚瘙痒症

スキンケア

白色ワセリン 適量 1日数回

ヒルドイドソフト軟膏 適量 1日数回

ヒルドイド ローション 適量 1日数回

内服

クラリチン錠（10 mg）1錠/日

アレジオン錠（20 mg）1錠/日

なおかゆみが強い場合

アレグラ錠（60 mg）2錠/日 分2 朝・就寝前

かゆみにより不眠傾向

アタラックス錠（10 mg）1錠/日 分1 就寝前

2. じん麻疹

アレジオン（20 mg）1錠/日 分1

ザイザル（5 mg）1錠/日 就寝前

無効なら

セレスタミン 1〜4錠/日 分1〜2

プレドニン錠（5 mg）1〜2錠/日 分1〜2 朝食後 　　　　　　　　　　　　　　　　　　または朝・夕食後

check　ストレス，飲酒，仮性アレルゲン（新鮮でない魚介類，タケノコ，ナスなど）の回避．

3. 皮膚真菌症
(1) 白癬

ルリコンクリーム (1%) 1日1回 塗布

ラミシールクリーム (10g) 1日1回 塗布

ゼフナートクリーム (2%) 1日1回 塗布

(2) 爪白癬

イトリゾールカプセル (50 mg) 1カプセル/日 分1 食後

ラミシール (125 mg) 1錠/日 分1 食後 4～6カ月

クレナフィン爪外用液 (10%) 1日1回 　　　　　　　　　　　　12カ月連日爪に塗布

パルス療法

イトリゾールカプセル (50 mg) 8カプセル/日 分2 　食直後 1週間. その後3週間休薬し, 3サイクル繰り返す.

> **check** 早期の中断による再発例が多い. 爪白癬は内服剤の併用が必要.

4. 褥瘡

治癒させるためには, 血清アルブミン 2.5g/dl 以上, Hb10g/dl 以上を確保する.

(1) 黒色期 (黒色痂皮付着)

痂皮を外科的切除

(2) 黄色期 (壊死組織・浸出液・感染巣の存在)

カデックス軟膏　1日1～2回　塗布(特に浸出液が多い時)

ゲーベンクリーム　1日1～2回　塗布(浸出液が少ない時)

ブロメライン軟膏　1日1～2回　塗布

(化学的デブリードマン)

(3) 赤色期（肉芽形成）

フィブラスト　スプレー　1日1回　5噴霧

プロスタンディン軟膏　1日1～2回　塗布

(創部が乾燥している時)

(4) 白色期（表皮化）

フィブラスト　スプレー　1日1回　噴霧

アクトシン軟膏　1日1～2回　塗布（創が湿潤しているとき）

5. 帯状疱疹

(1) 軽症・中等症

抗ウイルス薬に鎮痛剤・軟膏を併用

バルトレックス錠（500 mg）6錠/日　分3　7日間

ファムビル（250 mg）6錠/日　分3　7日間

アズノール軟膏　1日1～2回　ガーゼにつけて貼付

ロキソニン錠（60 mg）3錠/日　分3

(2) 重症

ゾビラックス注（250 mg）1回5 mg/kg　1日3回　8時間ごとに1時間かけて点滴静注　7日間

アラセナ-A注（300 mg）1回5～10 mg/kg　1日1回　輸液500 mlあたり2～4時間かけて点滴静注　5日間

(3) 疼痛が強い時は，(2) の処方に下記を追加

カロナール錠 (200 mg) 1回3〜4錠
1日3〜4回　毎食後，就寝前

プレドニン錠 (5 mg) 6〜12錠/日　分1
漸減し7〜14日間

(4) 治療後神経痛

下記の薬剤を単剤，または組み合わせて使用

ノイロトロピン錠 (4単位) 1回2錠　1日2回

リリカカプセル (25・75 mg) 1回1〜2カプセル
1日1〜2回　徐々に増量し1日75〜600 mgまで使用

トリプタノール錠 (10 mg) 3錠/日　分3

(5) 予防

水痘ワクチン　0.5 ml を1回皮下接種

高齢者に水痘ワクチンを接種し，帯状疱疹の発症と症状が50％に減少．

18. 産婦人科境界領域

1. 妊婦の処方
(1) 感冒
抗菌剤

セフェム系・ペニシリン系・マクロライド系は使用可能

サワシリン（250 mg）3カプセル/日 分3
ケフラール（250 mg）3カプセル/日 分3

アレルギー性鼻炎

フルナーゼ点鼻液 2回/日

咳に対して

メジコン（15 mg）3錠/日 分3
ツムラ麦門冬湯（3.0 g）3包/日 食前

解熱鎮痛目的にて

アンヒバ坐剤（200 mg）適宜
カロナール錠（200 mg）1回2～5錠頓用 1日2回まで

(2) 喘息

シムビコートタービュヘイラー 1回2吸入 1日2回
フルタイド200 1回1噴霧 1日2回

(3) 妊娠悪阻
1) 電解質輸液

ラクテックD，ヴィーンD，フィジオ140など 　　　　　　　　　　1日2～3 *l* 点滴静注

2) ビタミン B_1, B_6

アリナミンF注 1日50〜100 mg 静注
ピドキサール注 1日10〜60 mg 静注

3) 制吐剤

プリンペラン注 1日10〜20 mg 静注（1回10 mg）

(4) 下痢

アドソルビン 3.0 g/日 分3
タンナルビン 3.0 g/日 分3

(5) 便秘

プルゼニド（12 mg）1錠/日 就寝時
ラキソベロン 10〜15滴/日 分1

(6) 妊娠高血圧

ACE 阻害薬と ARB は胎児腎機能低下・羊水過少を起こすので使用しない．

アルドメット（125 mg）3〜6錠/日 分3
アプレゾリン（25 mg）3〜6錠/日 分3
アルマール（10 mg）2〜3錠/日 分2〜3

蛋白尿

ペルサンチン（100 mg）3錠/日 分3
コメリアン（100 mg）3錠/日 分3

check　妊娠4〜15週までは催奇形性，16週以降は胎児毒性に注意．

(7) 予防接種

風疹ワクチンなどの弱毒生ワクチンは避ける．

不活化ワクチンは接種可能である．

インフルエンザワクチンは接種可能で,むしろ接種が推奨される.

2. 更年期障害

更年期に現れる多様な症状

1. 血管運動神経症状
    ほてり,のぼせ,発汗,動悸,めまい
    治療:ホルモン補充療法(HRT)
2. 精神神経症状
    情緒不安,イライラ,抑うつ気分,不安,不眠
    治療:向精神薬,カウンセリング
3. その他
    1) 運動器症状
        肩こり,関節痛,腰痛
    2) 皮膚粘膜症状
        乾燥,かゆみ
    3) 泌尿生殖器症状
        排尿障害,頻尿,性交痛,萎縮性膣炎

(1) ホルモン療法

プレマリン錠(0.625 mg)1錠/日 分1 25日間
ヒスロン錠(5 mg)1錠/日 分1 周期後半12日間

a) 子宮を有しない女性

エストロゲン単独投与

プレマリン錠(0.625 mg)1錠/日 分1 連日
エストラーナテープ(0.72 mg)1回1枚 貼付 2日ごとに貼付

b) 子宮を有する女性

エストロゲン，プロゲストーゲン製剤併用

| プレマリン錠（0.625 mg）1錠/日　分1　連日 |

| ヒスロン錠（5 mg）1錠/日　分1　連日 |

| メノエイドコンビパッチ　1枚　3〜4日ごと（週2回）に
　　　　　　　　　　　　　　　　1回1枚下腹部に貼付 |

| ウェールナラ配合錠　1錠/日　分1　連日 |

> [check] エストロゲン依存性腫瘍（乳癌や子宮内膜癌など）や，血栓症の危険のある患者には投与しない．3〜5年の短期治療が望ましい．

(2) 漢方療法

a) のぼせ・赤ら顔・下腹部の抵抗や圧痛

| ツムラ桂枝茯苓丸（2.5 g/包）1回1包　1日3回　食前 |

b) イライラ・不眠などの精神神経症状

| ツムラ加味逍遙散（2.5 g/包）1回1包　1日3回　食前 |

c) 冷え・不眠・動悸・倦怠感

| ツムラ柴胡桂枝乾姜湯エキス顆粒（2.5 g/包）1回1包
　　　　　　　　　　　　　　　　　　　　　1日3回 |

d) 運動器症状・泌尿生殖器症状

| ツムラ八味地黄丸エキス顆粒（2.5 g/包）1回1包
　　　　　　　　　　　　　　　1日3回（保険適応外） |

e) 冷え・貧血傾向・浮腫

| ツムラ当帰芍薬散（2.5 g/包）1回1包　1日3回　食前 |

19. 中毒

1. 農薬中毒
(1) パラコート中毒
①胃洗浄（服毒後1時間以内）

> 5〜10 l の生理食塩水で，洗浄
> 　　　　　　　（液が無臭・無色透明になるまで）

②活性炭投与

> 薬用炭末　30〜60 g
> マグコロールP散（50 g）1包
> ラキソベロン液　1本
> 微温湯　200 ml に混合注入

③血液浄化

> 血液吸着法（DHP*）（1本5時間　2回）

終了後に

> 血液透析（CHD*）72時間

　* DHP: direct hemoperfusion
　　CHD: continuous hemodiafiltration

④エラスポールの持続投与

> エラスポール注　1回 4.8 mg/kg を生理食塩水 500 ml に溶解し持続静注（保険適応外）20 ml/時で14日間持続静注

⑤人工肺サーファクタントの気管支内投与
　（気管挿管，人工呼吸管理下にて）

(2) 有機リン中毒

| パム 1 g 緩徐に静注 その後 0.5 g/時 持続点滴静注 |

| 硫酸アトロピン 1～2 mg 静注 無効な場合には倍量投与．以後3～5分毎に繰り返す |

> check いずれも自殺企図の服用が多い．胃・腸洗浄の早期開始が重要．

2. 金属中毒

(1) 鉛中毒

| ブライアン 1 g + 5％ブドウ糖 500 m*l* 点滴静注
　　　　　　　1日2回 5日間，2日休薬して再開 |

(2) 水銀・ヒ素・クロム中毒

| バル 2.5 mg/kg 筋注 6時間毎 |

(3) 鉄中毒

| デスフェラール 初回 1000 mg 筋注→
　　　　　　500 mg 筋注 1日2回 |

3. 青酸化合物中毒

| デトキソール 12.5～25 g 静注 |

4. 薬物中毒

(1) 麻薬中毒

| ロルファン 1 mg 静注 適宜 |

| ナロキソン塩酸塩 0.2 mg 静注 適宜 |

(2) バルビツール酸中毒

| メジバール 0.5 mg/kg 静注→5 mg ずつ静注（15 秒おき）|

(3) ベンゾジアゼピン中毒

①を用い，必要に応じて②を併用

| ①ラクテック注 100〜200 ml/時より開始 点滴静注 |
| ②イノバン注 3〜20 μg/kg/分 持続静注 |

| アネキセート注（0.5 mg）1回 0.2 mg ゆっくり静注，
　4 分以内に覚醒しない場合，0.1 mg ずつ追加投与，
　総量 1〜2 mg まで |

(4) アセトアミノフェン中毒

| ムコフィリン 40 ml 4 時間ごと
　　　　　　　経口または胃チューブから注入 |

> **check** 日本中毒情報センターで中毒 110 番・電話サービスを開設している．一般向け（無料）と医療機関向け（有料）がある．
>
> ■ 医療機関専用有料電話
> ・大阪：072-726-9923（365 日　24 時間）
> ・つくば：029-851-9999（365 日　9 時〜21 時）
> ■ タバコ専用電話（無料，テープ対応のみ）
> 　・072-726-9922（365 日　24 時間）

5. タバコ中毒（小児）

| 薬用炭 1 g/kg ＋生理食塩水 5 ml/kg ＋マグコロール液
　　　　　　　　　　　　4 ml/kg を胃チューブから注入 |

硫酸アトロピン　1回 0.02 mg/kg 静注,改善するまで反復投与（1回 0.5 mg まで,最大量 2 mg）

20. その他

1. 癌性疼痛

WHOの除痛ラダー

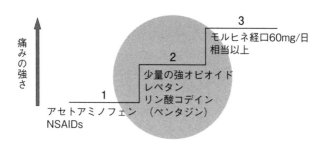

ステップ1

E.A.C錠 (250 mg) 1回2～6錠 4～6時間おき

アセトアミノフェン

NSAIDs

ミグリステン錠 (20 mg) 60 mg/日 分3 　　　　　　　　　　　　　　　120mgまで増量可
カロナール錠 (200 mg, 300 mg) 1回300～500 mg 頓用 　　　　　　　　　原則1日2回, 最大1日1500 mg
ロキソニン錠 (60 mg) 3錠/日 分3 毎食後
ボルタレンサポ (25 mg, 50 mg) 1回25～50 mg 　　　　　　　　　　　　　　1～2回/日 直腸内挿入

ステップ2

リン酸コデイン 1回30〜130 mg 4〜6時間おき

ソセゴン錠（25 mg）1〜2錠/回 追加は3〜5時間間隔

ペンタジン注射液（30 mg/ml）1回30〜60 mg 筋・皮下・静注

ステップ3

MSコンチン（10 mg）1回1〜20錠 4〜6時間おき

オピスタン注射液（50 mg/ml）1日 150 mg

> check　ステップ1の最低量から開始し，無効なら次の段階へ進む．

医薬品索引

ア

アーガメイト	125, 126
アーチスト	41, 49
アイエーコール	72
アイセントレス	149
アイソボリン	63
アイトロール	39
アイピーディ	25, 166
アカルディ	42
アクチバシン	110
アクテムラ	133
アクトシン	172
アクトス	69, 95
アザクタム	12
アザチオプリン	30
アザルフィジン	132
アシノン	55, 56
アズノール	172
アズノールST	53
アスパラCA	158
アスピリン	84
アスペノン	43
アセトアミノフェン	182
アダカラム	61
アダラート	48, 54
アダラートCR	39, 49
アタラックス	170
アデホス	44, 167, 168
アデラビン9号	65
アテレック	127, 129
アドエアディスカス	3, 19, 23
アドシルカ	48
アドソルビン	52, 175
アドナ	2, 25
アドフィード	159
アドペイト	84
アドリアシン	37, 58, 81, 82
アトロピン硫酸塩	179, 181
アネキセート	180
アバスチン	36
アバプロ	98
アフタッチ	53
アブラキサン	36
アプレゾリン	175
アポカイン	115
アボネックス	116
アボルブ	161
アマージ	105
アマリール	95

アミオダロン	41	**イ**	
アミカシン	10		
アミノレバン	69, 70	E.A.C	182
アミノレバン EN	70, 71	イーケプラ	112, 156, 157
アムホテリシン B	12	イグザレルト	44, 47, 108
アムロジン	39, 126	イクセロン	111, 119
アモキシシリン	6	イスコチン	13, 14, 37, 163, 164
アラセナ-A	148, 172	イスコンチン	113
アラミスト	140	イセパシン	10, 146
アリセプト	111, 119, 120	イセパマイシン	10
アリナミン F	175	イソニアジド	12
アリムタ	36	イダマイシン	80
アルケラン	83	イトラコナゾール	12
アルサルミン	56	イトリゾール	15, 16, 53, 54,
アルダクトン	130		79, 150, 171
アルダクトン A	42, 69, 71, 91	イナビル	149
アルドメット	126, 175	イノバン	180
アルファロール	103, 127, 158	イミグラン	105, 106
アルベカシン	10, 11	イミペネム	9
アルマール	175	イムネース	131
アレギサール	141	イムラン	26, 30, 59, 69,
アレグラ	71, 140, 170		77, 135, 136, 139
アレジオン	140, 170	イリノテカン	64
アローゼン	52	イリボー	58
アロチノロール塩酸塩	116	イレッサ	35
アロテック	20, 24	インタール	140
アンコチル	16, 114	インデラル	38, 88, 89, 106
アンスロビン P	85	イントラリポス	59
アンピシリン	9		
アンビゾーム	114	**ウ**	
アンヒバ	174	ヴィーン D	174
		ウェールナラ	177

ヴォリブリス	48	MTX	132
ウトリス	111	MCTD	136
ウブレチド	162	エラスポール	178
ウラリットU	130, 164, 101	エリキュース	44, 47, 108
ウルソ	68, 70, 71, 73	エリスロシン	19, 20, 28
ウロカルン	164	エリスロマイシン	24

エ

エースコール	50
エグザール	81
エクサシン	10
エクジェイド	72, 104
エサンブトール	37, 113, 163, 164
エスカゾール	153
SCLC	33
ST合剤	12
エストラーナ	158, 176
エストリール	158
エタンブトール	12
NOAC	107, 109
エパデールS	100
エピプロスタット	161
エピペン	143
エビリファイ	155
エフィエント	40
エフオーワイ	66, 74, 85
エブトール	13, 14
エフピー	115
エボザック	137
エボプロステノール	48
MSコンチン	183

エルシトニン	103, 158
エレンタール	59, 60
エンドキサン	26, 58, 78, 81, 82, 123, 125, 128, 133, 135, 136, 137, 139
エンブレル	132

オ

オーグメンチン	144, 163
オキサシリン	11
オキサリプラチン	64
オノン	23
オピアト	73
オピスタン	183
オリベス	41
オルダミン	54
オルメテック	49, 122, 125, 127, 129
オレンシア	133
オンコビン	58, 80, 82

カ

ガスター	51, 55, 56, 66, 74
ガストローム	55
ガスモチン	28, 51, 55, 134
カタクロット	110

医薬品索引　187

ガチフロキサシン	6
カデックス	171
ガナトン	51
カナマイシン	14, 70
カバサール	86
カプトリル	135
加味逍遙散	177
カリメート	101, 125, 130
カルタン	127
カルチコール	90, 101, 103
カルデナリン	92
カルベニン	9, 144
カルボプラチン	33
カロナール	105, 106, 150, 173, 174, 182
ガンシクロビル	12, 17
含嗽用ハチアズレ	2
カンプト	33

キ

キサンボン	110
キシロカイン	168
キネダック	98
キュバール	23
強力ネオミノファーゲンシー	67, 70, 71, 168
強力ポステリザン	63
キロサイド	80

ク

グラケー	79, 159
クラビット	59, 62, 79, 144, 147, 162, 163
クラリシッド	3, 19
クラリス	146, 148, 150, 167
クラリスロマイシン	14
クラリチン	140, 170
グラン	78
グランダキシン	168
クリアクター	47
グリセオール	66, 110
グリベック	80
クリンダマイシン	9, 11
グルカゴンGノボ	99
グルドパ	110
グレースビット	148
クレストール	99, 100
クレナフィン	171
クレメジン	126

ケ

ケアロードLA	135
ケイキサレート	125
桂枝茯苓丸	177
KCl	102
ゲーベン	171
ケナコルト	141
ケナログ	53
ケフラール	174
献血ヴェノグロブリンIH	118
献血ベニロン-I	117
ゲンタシン	10
ゲンタマイシン	10

コ

5-FU	55, 63, 64
コージネイト	84
コートリル	88, 91
コパキソン	116
コペガス	68
コメリアン	122, 124, 128, 175
コルヒチン	100
コンバントリン	153
コンファクトF	84

サ

柴胡桂枝乾姜湯	177
ザイザル	140, 170
サイテック	56
ザイボックス	145
サイモグロブリン	77
ザイロリック	101, 164
サインバルタ	107, 154
サクシゾン	24, 31
サノレックス	101
サムスカ	87, 102, 129
サラジェン	137
サラゾピリン	59, 60
サリグレン	137
サリベート	137
サルコート	53
ザルティア	161
サレド	83
サワシリン	3, 25, 46, 56, 123, 151, 174

酸化マグネシウム

	1, 52, 58, 62, 63, 71
サンディミュン	61, 77, 78
サンドスタチン	86
サンドスタチンLAR	86
サンリズム	43, 44

シ

ジアゼパム	38
シアノコバラミン	157
CDDP	57, 72
シーブリ	18
ジェニナック	27, 147
ジェノトロピン	86
ジェムザール	36
ジオトリフ	35
ジクアス	137
シグマート	39
シクロスポリン	30
シクロホスファミド	30
ジゴキシン	45
ジゴシン	42, 43
シスプラチン	55
ジスロマック	3, 145, 147, 148, 150, 151, 167
ジダトレン	142
シナシッド	145
ジフルカン	15, 16, 17, 54, 114, 150
ジプレキサ	119
ジプレキサザイディス	155

シプロキサン	1, 10, 25, 146, 147, 148, 162
シプロフロキサシン	10
シベノール	46
シムジア	133
シムビコート	19, 23, 174
芍薬甘草湯	52, 120
ジャヌビア	95
重炭酸ナトリウム	130
シラスタチン	9
ジレニア	116
シングレア	23
シンポニー	133
新レシカルボン	52

ス

水溶性ハイドロコートン	168
スーグラ	96
スーテント	131
スターシス	95
スタリビルド	149
スタレボ	115
ステーブラ	111, 161
ステロネマ	60
ストレプトマイシン	12, 13
ストロカイン	58
ストロメクトール	153
スパトニン	153
スパルフロキサシン	6
スピオルト	18
スピリーバ	18, 19
スピリーバレスピマット	27
スピロノラクトン	92
スピロペント	162
スプリセル	80
スペリア	1
スミフェロン	80, 131
スルバクタム	9
スルペラゾン	72, 74
スローケー	102, 118, 130
スロンノン	110
スンベプラ	68

セ

ゼチーア	69, 100
セファドール	167
セファメジン	144
セフェピム	9
セフゾン	144, 162, 163
セフタジジム	9
セフトリアキソン	9
ゼフナート	171
セフメタゾン	62, 145
セララ	42, 91
セルシン	38, 157, 167, 168
セルソーバ	61
セルベックス	159
セレキノン	58
セレコックス	132, 159
セレスタミン	140, 170
セレベント	1, 19, 24
セロクエル	119

ソ

ゾーミッグ	105
ゾシン	9, 148
ソセゴン	62, 73, 183
ソバルディ	68
ゾビラックス	112, 149, 172
ソブリアード	67
ソマバート	86
ゾメタ	103
ソリタ	2
ソリタ-T3号	24, 74, 138
ソル・メドロール	25, 26, 30, 65, 84, 116, 117, 118, 123, 125, 128, 129, 133, 134, 135, 136, 137, 138, 139
ソルコーテフ	91
ソルビトール	125, 130

タ

ダイアート	42
ダイアモックス	38
ダイクロトライド	87
大建中湯	62
タイサブリ	117
ダカルバジン	81
タキソール	35, 36
ダクルインザ	68
タケキャブ	53, 56
タケプロン	2, 3, 51
タケルダ	107
タゴシット	144
タシグナ	80
タゾシン	146
タゾバクタム	9
タナトリル	49, 98
タミフル	149
ダラシンP	12, 31
ダラシンS	9, 146, 152
タルセルバ	35
炭酸水素ナトリウム	127
ダントリウム	120
ダントロレン	112
タンナルビン	52, 175
タンボコール	43

チ

チアトン	164
チアミン塩化物塩酸塩	157
チエナム	9, 17, 20, 37, 74, 147
チオラ	164
釣藤散	105
チラーヂンS	88, 89
チロナミン	89
ツルバダ	149

テ

TS-1	57
ディオバン	122, 124, 126, 127, 129
テイコプラニン	11
テイロック	90
テオドール	19, 27
テオフィリン	21

	ベシケア	111, 161, 162, 165	
15, 17, 19, 24,	ベタニス	111, 166	
30, 32, 38, 48,	ベタフェロン	116	
61, 65, 68, 70,	ベタミプロン	9	
82, 83, 84, 89,	ベナンパックス	153	
122, 123, 124,	ペニシリン	6	
134, 135, 136,	ペニシリンGカリウム	146, 152	
168, 170, 173	ベニロン	83	
60	ベネット	158	
176, 177	ベバシズマブ	63, 64	
124, 127	ヘパリン	40, 47, 85, 109, 123	
135	ヘパリンナトリウムN	125	
63	ヘパンED	70	
28, 133, 136	ペプシド	33	
134	ヘブスブリン	68	
161	ヘプタバックス	68	
135	ヘモナーゼ	63	
172	ペリアクチン	58	
163	ベリチーム	75	
88	ベルケイド	82, 83	
	ペルサンチン	124, 175	
126, 129	ペルサンチン-L	122, 124, 128	
172	ペルジピン	109, 110, 111	
15, 16	ヘルベッサー	109, 110	
53	ヘルベッサーR	39, 49	
130	ペンタサ	59, 60	
	ペンタジン	164, 182, 183	
96	ペンタミジン	17	
67	ペントシリン	146	
68	ペントレックス	12	
19			
100			
79			

テオロング	1, 3, 20, 23, 24	
デカドロン	83, 112, 113, 114	
テグレトール	156	
デスフェラール	179	
デスモプレシン	84, 87, 165	
デソパン	91	
デトキソール	179	
テノゼット	67	
デパケンR		
	106, 154, 155, 156, 157	
デパス	62, 159, 167, 168, 169	
テラナス	106	
テルネリン	112	
テルロン	87	

ト

当帰芍薬散	177
トーク	141
ドグマチール	51, 57
トスフロキサシン	6
ドセタキセル	55
ドブス	50
ドブトレックス	41, 42
トブラシン	10
トブラマイシン	10
ドプラム	38
トポテシン	33, 36
トラクリア	47, 135
トラスツズマブ	57
トラゼンタ	95
トラムセット	107
トランサミン	2, 25

トリーメク	150
トリプタノール	105, 166, 173
ドルナー	48, 134
トレシーバ	98
トレリーフ	115
トロンビン	2

ナ

ナイキサン	100
ナウゼリン	51, 167
ナトリックス	124
ナベルビン	34, 37
ナロキソン塩酸塩	179

ニ

ニトロール	42, 54
ニトロールR	39
ニトロペン	39
ニュープロ	115, 121
ニューロタン	49

ネ

ネオーラル	
	79, 117, 128, 133, 136
ネオキシ	111, 165
ネオフィリン	24, 31
ネキシウム	53, 56, 58
ネクサバール	73, 131
ネスプ	77, 79, 126, 131
ネダプラチン	55
ネリプロクト	63

ノ

ノイトロジン	77, 78, 79
ノイロトロピン	173
ノウリアスト	115
ノービア	149
ノバクトM	84
ノバスタン	110
ノベルジン	116
ノボラピッド	98
ノボリンR	98
ノルアドレナリン	41
ノルバスク	49, 123, 124

ハ

ハーセプチン	57
パーセリン	161
ハーフジゴキシン	42, 44
パーロデル	86, 87, 90
バイアスピリン	39, 40, 48, 78, 107, 128, 138
ハイドレア	78
パキシル	154
パキシルCR	154
白色ワセリン	170
バクタ	17, 79, 139, 147, 153
バクトロバン	145
麦門冬湯	174
パシル	10
パズクロス	10
パズフロキサシン	10
バタノール	141
八味地黄丸	177
バップフォー	161, 162, 165, 166
パニペネム	9
バファリン	3
ハプトグロビン	78
ハベカシン	10, 144
パム	179
バラクルード	66, 67
パラプラチン	35, 36
パリエット	53, 56, 134
バル	179
パルクス	48, 134
バルトレックス	118, 148, 149, 172
ハルナール	161
半夏厚朴湯	169
バンコマイシン	6, 11, 16, 61, 113, 144
パンスポリン	162

ヒ

ビ・シフロール	121
ヒアレイン	136
ピーエイ	2
ピーエヌツイン	61
PL顆粒	2
ビオスリー	52
ビオフェルミン	62
ビオフェルミンR	59
ビクシリン	113
ビクリン	10
ピシバニール	37
ヒスロン	
ビソルボン	
ビターザ	
ビタメジン	
ピドキサール	
ピトレシン	
ビブラマイシン	
ピペラシリン	
ヒューマリンR	
ヒュミラ	
ピラジナミド	
ピラマイド	
ピリドキサール	
ピリドキシン塩	
ヒルドイド	
ビルトリシド	
ピレスパ	

フ

ファムビル	
ファロム	
ファンガード	
ファンギゾン	
ファンシダー	
フィジオ14	
フィズリン	
ブイフェン	
フィブラス	
フェジン	
フェニト	
フェブリ	
フェロミ	

プレドニン
25, 26,
58, 59, 60,
76, 77, 80,
103, 117, 118,
128, 129, 133,
137, 138, 139,
プレドネマ
プレマリン
プレミネント
フローラン
プロクトセディル
プログラフ 117, 12
プロサイリン
プロスタール
プロスタグランジン
プロスタンディン
フロテックス
プロパジール
プロプレス 41, 123
ブロメライン
フロリードF
フロリードゲル
フロリネフ

ヘ

ベイスン
ペガシス
ペグイントロン
ベクロメタゾン
ベザトールSR
ベサノイド

ホ

ホスホマイシン	59
ホスミシン	59, 148
ボスミン	143
ボセルモンデポー	158
ボトックス	112, 120
ボナロン	158
ポリフル	58
ポリミキシンB硫酸塩	70
ボルタレン	73, 100, 132, 159
ボルタレンサポ	182
ポルトラック	69, 70

マ

マイスリー	155
マキシピーム	9, 147
マグコロール	178, 180
マクサルト	105
マグラックス	52
マラロン	152

ミ

ミオコール	39, 112
ミオナール	159, 160
ミカルディス	49
ミグシス	106
ミグリステン	182
ミコンビ	49
ミドリンP	138
ミニリンメルト	87
ミノマイシン	37, 144, 147, 151, 152
ミラペックス	115
ミリスロール	39, 42
ミルラクト	52
ミルリーラ	42

ム

ムコスタ	55, 137
ムコソルバン	1, 3, 24, 27, 167
ムコダイン	20, 27
ムコフィリン	24, 27, 180

メ

メイアクト	146
メイラックス	38, 154
メイロン	126, 167
メインテート	39, 41, 43, 44, 45, 46, 88
メキシチール	45
メジコン	1, 174
メジバール	180
メスチノン	117
メソトレキセート	134, 137, 138, 139
メタライト	115
メタルカプターゼ	115
メチコバール	76, 106, 118, 159
メチシリン	11
メチルプレドニゾロン	28
メトグルコ	94
メトピロン	91

メトリジン	50
メネシット	115, 120
メノエイド	177
メバロチン	99, 127
メファキン	152
メプチン	3
メベンダゾール	153
メマリー	119
メリスロン	167, 168
メルカゾール	88
メロペネム	9
メロペン	9, 25, 72, 112, 114, 146, 147

モ

モービック	132
モキシフロキサシン	6
モダシン	9, 17, 20, 31, 146, 163
モノエタノールアミンオレイン酸塩	54
モルヒネ塩酸塩	40

ユ

ユーエフティ E	34
ユナシン	145, 163
ユナシン-S	9, 25
ユニシア	49
ユニフィル LA	18
ユベラ N	48
ユリーフ	161
ユリノーム	101

ヨ

抑肝散	119, 120
ラキソベロン	52, 175, 178
ラクツロース	65, 70
ラクテック	74, 180
ラクテック D	174

ラ

ラジカット	109
ラシックス	42, 45, 71, 87, 103, 123, 125, 126, 127, 130
ラステット	33
ラックビー	58, 59
ラピアクタ	149
ラベファイン	56
ラミクタール	155, 156
ラミシール	171
ランサップ	56, 57, 83
ランダ	33, 34, 35, 36, 37, 55, 57
ランドセン	38

リ

リーゼ	38, 58
リーバクト	69, 71
リーマス	154, 155
リウマトレックス	132
リオレサール	112
リカルボン	158
リクシアナ	44, 47, 108
リコモジュリン	66, 85

リザベン	141		
リスパダール	119		
リズミック	50		
リスモダンR	45		
リツキサン	81, 82, 137, 139		
六君子湯	51		
リドカイン	41		
リバスタッチ	119		
リバビリン	67		
リバロ	127		
リピオドール	72		
リピディル	100		
リピトール	99, 100, 125		
リファジン	13, 14, 37, 113, 147, 163, 164		
リファンピシン	8, 11, 12		
リプル	134		
リフレックス	154		
リボスチン	141		
リボトリール	116, 120, 156		
リリカ	98, 106, 173		
リレンザ	149		
リン酸コデイン	1, 3, 182, 183		
リンデロン	60, 138		
リンデロンVG	142		
リンフォグロブリン	78		

ル

ルゴール	88
ルネスタ	155
ルリコン	171

レ

レキップ	115
レグナイト	120
レナジェル	90
レナデックス	82, 83
レニベース	41, 45, 49, 122, 124
レバチオ	47, 135
レパブラ	90
レブラミド	79
レペタン	40, 74, 182
レベトール	67
レボフロキサシン	6
レボホリナート	64
レボレード	83
レミケード	60, 132
レミニール	111, 119
レメロン	154
レルパックス	105

ロ

ロイコボリン	152
ローガン	92
ロカルトロール	127
ロキソニン	2, 46, 132, 136, 137, 142, 159, 160, 166, 172, 182
ロセフィン	9, 113, 148, 162
ロゼレム	155
ロトリガ	100
ロヒプノール	155
ロペミン	52

ロルファン　　　　　　　　179

ワ

ワーファリン
　　　　　　45, 107, 109, 123,
　　　　　　124, 125, 138, 159

ワイパックス　　　　　　　58
ワソラン　　　　43, 44, 46, 106
ワンアルファ　　　　　　　90
ワンタキソテール　　　　35, 37
ワンデュロ　　　　　　　107

症候・疾患索引

あ

IgA 腎症	122
亜急性甲状腺炎	89
悪性貧血	76
悪性リンパ腫	81
アスペルギルス髄膜炎	114
アセトアミノフェン中毒	180
Addison 病	91
アテローム血栓性脳梗塞	107
アルコール依存症	157
アルコール性肝障害	69
Alzheimer 病	119
アレルギー性気管支肺アスペルギルス症（ABPM）	15

い

胃・十二指腸潰瘍	56
胃悪性リンパ腫	57
EGFR 遺伝子変異	35
胃癌	57
石綿肺	27
胃切除後症候群	58
一過性脳虚血発作	107
溢流性尿失禁	162
胃もたれ	51
咽喉頭異常感症	169
インターフェロン治療	66
院内感染	68
院内肺炎	9
インフルエンザ	149
インフルエンザ菌	6, 11

う

ウイルス感染症	148
Wilson 病	115
Wegener 肉芽腫	139
うつ病	154
うつ病性障害	154

え

AIDS	149
HIV 感染症	149
extensive disease（ED）	33
SIADH	87
NSIP の治療	29
NSAID 潰瘍	56
MRSA 感染症	16, 144
嚥下性肺炎	31

お

黄色期	171
黄色ブドウ球菌	7, 11
オウム病	150
悪心・嘔吐	51

か

咳嗽	1
蛔虫	153
潰瘍性大腸炎	60
過活動膀胱	111, 165
過換気症候群	38
核酸アナログ	67
喀痰	1
拡張型心筋症	45
下肢静止不能症候群	120
下垂体性 Cushing 病	90
下垂体性巨人症	86
かぜ症候群	2
片側顔面けいれん	120
喀血	2
褐色細胞腫	92
過敏性腸症候群	58
過敏性肺臓炎	25
花粉症	140
顆粒球減少症	78
眼 Behçet 病	138
眼瞼けいれん	120
肝硬変	71
カンジダ性食道炎	54
間質性膀胱炎	166
乾性咳嗽	1
癌性胸膜炎	37
癌性疼痛	182
肝性脳症	70
関節リウマチ	132
感染性心内膜炎	46
肝動脈化学塞栓療法	72
肝膿瘍	72
顔面神経麻痺	118
冠攣縮性狭心症	39

き

機械弁置換後に伴う脳梗塞	109
気管支拡張症	24
気管支喘息	21
気管支肺アスペルギローマ	15
気道閉塞性疾患	18
偽膜性大腸炎	61
逆流性食道炎	53
急性胃炎	55
急性肝炎	65
急性気管支炎	3
急性腎症候群	123
急性心筋梗塞	40
急性神経 Behçet	138
急性腎障害	125
急性心不全	42
急性心膜炎	46
急性膵炎	74
急性単純性膀胱炎	163
急性白血病	79
急速進行性腎炎	123

症候・疾患索引　201

狭心症	39
蟯虫	153
胸膜炎	37
虚血性腸炎	62
Guillain-Barré 症候群	117
筋クランプ	120
金属中毒	179
緊張型頭痛	105

く

Cushing 症候群	90
Goodpasture 症候群	26
くも膜下出血急性期	111
クラミジア感染症	150
クリプトコッカス髄膜炎	114
クレブシエラ	7, 11
Crohn 病	59
クロム中毒	179
群発頭痛	106

け

頸肩腕症候群	160
珪肺症	27
痙攣	112
劇症肝炎	65
結核菌	12
結核性胸膜炎	37
結核性髄膜炎	113
血管 Behçet 病	138
血栓性血小板減少性紫斑病	84
血栓性微小血管症	129
血栓溶解療法	110
血痰	2
げっぷ	51
血友病	84
下痢	52
減感作	141
嫌気性菌	8, 11
嫌気性菌感染症	146
原虫感染症	152
原発性アルドステロン症	91
原発性肝癌	72
原発性胆汁性胆管炎	71
原発性副甲状腺機能亢進症	90
顕微鏡的多発血管炎	135

こ

高 LDL コレステロール血症	99, 100
高アンモニア血症	65
高カリウム血症	101
高カルシウム血症	103
高血圧	49
膠原病肺	31
好酸球性肺炎	25
甲状腺機能亢進症	88
甲状腺機能低下症	89
光線過敏症	28
鉤虫症	153
高トリグリセライド血症	100
口内炎	53
高ナトリウム血症	102
高尿酸血症	100
更年期障害	176

高リン血症	90
黒色痂皮付着	171
黒色期	171
骨髄異形成症候群	79
骨粗鬆症	158
こむら返り	120
混合性結合組織病	136
compromised host 感染症	16

さ

細菌感染症	144
細菌性食中毒	148
細菌性髄膜炎	112
再生不良性貧血	77
砕石療法	164
サイトメガロウイルス	12
サイトメガロウイルス肺炎	17
サルコイドーシス	32

し

COPD	18, 27
C 型慢性肝炎	67
Sjögren 症候群	136
痔核	63
自己免疫性肝炎	68
自己免疫性溶血性貧血	76
脂質異常症	99
糸状虫症	153
市中肺炎	4
紫斑病性腎炎	128
しゃっくり	52
重症筋無力症	117
出血性潰瘍	56
上気道炎	2
小細胞癌	33
上肢・下肢痙縮	112
上室性不整脈	43
褥瘡	171
食道アカラシア	54
食道癌	55
食道静脈瘤	54
食物アレルギー	140
自律神経失調症	154
腎盂腎炎	162
真菌	12
真菌感染症	150
真菌性髄膜炎	114
神経障害性疼痛	106
腎結核	163
腎血管性高血圧	129
進行性全身性硬化症	134
腎細胞癌	131
心室性不整脈	45
心室頻拍	41
浸潤性肺アスペルギルス症	15
真性赤血球増多症	78
腎性尿崩症	87, 130
腎性貧血	77, 131
塵肺	27
じん麻疹	170

す

水銀中毒	179
水痘	149

スピロヘータ感染症	151	多発性硬化症	116
		多発性骨髄腫	82
せ		多発性嚢胞腎	129
性器ヘルペス	149	単純疱疹	148
青酸化合物中毒	179	胆石症	73
成人T細胞白血病	81	胆嚢炎	74
成長ホルモン分泌不全性			
低身長症	86	**ち**	
赤芽球癆	78	中枢性尿崩症	87
赤色期	172	腸炎	59
赤痢アメーバ	152	腸管癒着症	62
切迫性尿失禁	162	痛風発作	100
穿刺局所療法	72	爪白癬	171
全身性エリテマトーデス	133		
先端肥大症	86	**て**	
前庭神経切断術	167	低Na血症	102
全般性不安障害	154	DIC	85
前立腺肥大症	161	低カルシウム血症	103
		低カリウム血症	102
そ		低カリウム性周期性四肢麻痺	
双極性障害	154		118
僧帽弁狭窄症	45	低血圧	50
僧帽弁閉鎖不全症	45	低血糖発作	99
続発性副甲状腺機能亢進症	90	低ナトリウム血症	102
		テタニー発作	90
た		鉄欠乏性貧血	76
帯状疱疹	172	鉄中毒	179
大腸癌	63	電解質異常	101
大腸憩室炎	62	てんかん	112, 156
大動脈炎症候群	48	伝染性単核球症	150
タバコ中毒	180		
多発性筋炎・皮膚筋炎	134		

と

糖尿病	93
糖尿病性壊疽	98
糖尿病性昏睡	98
糖尿病性神経障害	98
糖尿病性腎症	98, 127
トキソプラズマ	152
特発性顔面神経麻痺	118
特発性血小板減少性紫斑病	83
特発性てんかん	156
特発性間質性肺炎	27
突発性難聴	168

な

鉛中毒	179

に

ニューモシスチス・ジロベッチ	12, 17
ニューモシスチス症	153
ニューモシスチス肺炎の予防	139
尿細管性アシドーシス	130
尿失禁	162
尿道炎	148
尿崩症	87
尿路感染症	162
尿路結石	164
妊娠悪阻	174
妊娠高血圧	175

ね

ネフローゼ症候群	125
粘液性痰	1

の

脳血管障害慢性期後遺症	111
脳梗塞急性期	109
脳出血急性期	110
膿性痰	1
脳膿瘍	114
農薬中毒	178
ノカルジア症	147

は

Parkinson 病	115
Buerger 病	48
Bartter 症候群	130
HER2 陰性胃癌	57
HER2 陽性胃癌	57
肺 MAC 症	14
肺炎球菌	6, 11
肺炎随伴性胸水	37
肺カンサシ症	14
肺カンジダ症	16
肺吸虫症	17
肺クリプトコッカス症	16
肺結核	13
肺好酸球性肉芽腫症	32
肺塞栓症	47
肺動脈性肺高血圧症	47
梅毒	151

症候・疾患索引　205

肺膿瘍	12
肺胞低換気	38
白色期	172
白癬	171
橋本病	89
ハチ刺症	142
パニック障害	154
パラコート中毒	178
バルビツール酸中毒	180
バンコマイシン耐性腸球菌感染症	145

ひ

非 Hodgkin リンパ腫	82
非アルコール性脂肪肝炎（NASH）	69
BOOP	30
B 型肝炎	68
B 型慢性肝炎	66
非結核性抗酸菌症	14
非小細胞癌	34
ヒ素中毒	179
PBC	71
皮膚掻痒症	170
皮膚真菌症	171
非弁膜症性心房細胞	107, 108
肥満症	101
びまん性汎細気管支炎	19
非淋菌性尿道炎	148

ふ

不安定狭心症	39
von Willebrand 病	84
腹圧性尿失禁	162
副甲状腺機能亢進症	90
副甲状腺機能低下症	90
複雑性膀胱炎	163
副腎クリーゼ	91
副腎性 Cushing 症候群	91
腹部膨満	51
ブドウ球菌感染症	144
部分発作	156
不眠症	155
糞線虫症	153

へ

閉経後骨粗鬆症	158
閉塞性動脈硬化症	48
閉塞性肥大型心筋症	46
Behçet 病	138
ヘモクロマトーシス	72, 104
H. pylori	56
ヘルペス脳炎	112
Bell 麻痺	118
片頭痛	105
ベンゾジアゼピン中毒	180
鞭虫症	153
便秘	52
弁膜症性心房動	109

ほ

膀胱炎	163
放線菌感染症	147
放射性肺臓炎	31

発作性上室性頻拍	44
発作性心房細動	43
発作性夜間血色素尿症	78
発作予防	39
本態性振戦	116

ま

末梢神経障害	106
麻薬中毒	179
マラリア	152
慢性胃炎	55
慢性化膿性副鼻腔炎	167
慢性肝炎	66
慢性骨髄性白血病	80
慢性腎炎症候群	124
慢性進行型神経 Behçet	138
慢性腎臓病	126
慢性心不全	41
慢性心房細動	44
慢性膵炎	75
慢性難聴	168
慢性リンパ性白血病	81

み

耳鳴	168

む

無月経・乳汁漏出症候群	86
無症候性蛋白尿・血尿	122
胸やけ	51

め

迷路破壊術	167
Ménière 病	167

も

モラクセラ・カタラーリス	7

や

薬剤性腸炎	61
薬剤性肺炎	26
薬物性肝障害	70
薬物中毒	179
夜尿症	165

ゆ

有機リン中毒	179
溶解療法	164
溶血性尿毒症症候群	129

よ

腰痛症	159
腰痛発作	164

ら

ライム病	151
Ramsay Hunt 症候群	118

り

リケッチア感染症	151
limited disease (LD)	33
良性発作性頭位めまい症	168

緑膿菌	8, 11	レストレスレッグス症候群	120
緑膿菌感染症	146	レビー小体型認知症	120
る		レプトスピラ感染症	151
ループス腎炎	128	レンサ球菌	7
れ		**ろ**	
レイノー病	48	労作性狭心症	39
レジネオラ	8, 11	**わ**	
レジオネラ症	147	ワイル病	151

	これだけで十分 内科医のための処方集 ©	
発　行	1999年3月1日	初版1刷
	2000年4月10日	初版2刷
	2002年5月1日	2版1刷
	2003年7月10日	2版2刷
	2006年1月10日	3版1刷
	2008年6月20日	4版1刷
	2011年5月20日	5版1刷
	2017年1月5日	6版1刷
編著者	北村　諭	
発行者	株式会社　中外医学社	
	代表取締役　青木　滋	
	〒162-0805　東京都新宿区矢来町62	
	電　話　　03-3268-2701(代)	
	振替口座　00190-1-98814番	

印刷・製本／有限会社祐光　　　　　＜MS・MU＞
Printed in Japan
ISBN978-4-498-01781-8

JCOPY ＜(社)出版者著作権管理機構 委託出版物＞
本書の無断複写は著作権法上での例外を除き禁じられています．
複写される場合は，そのつど事前に，(社)出版者著作権管理機構
(電話 03-3513-6969, FAX 03-3513-6979, e-mail: info@jcopy.
or.jp)の許諾を得てください．

著者略歴

北村　諭
（きたむら　さとし）

1961 年　東京大学医学部卒業
1970 年　米国ヴァージニア医科大学留学
1971 年　テキサス大学ダラス分校留学
1982 〜 85 年　東京大学医学部第三内科講師
1985 〜 99 年　自治医科大学呼吸器内科教授
1991 〜 97 年　厚生省中央薬事審議会医薬品特別部会委員
1999 〜 03 年　医薬品調査機構顧問
1999 〜現在　自治医科大学名誉教授
1999 〜 03 年　埼玉県立大学教授
2000 〜現在　南栃木病院院長
2003 〜現在　埼玉県立大学名誉教授
2012 年 4 月 1 日〜現在　　　公益財団法人日本呼吸器財団理事長

〈学会会長〉
　第 18 回　日本呼吸器内視鏡学会総会会長（1995 年）
　第 15 回　日本サルコイドーシス学会総会会長（1995 年）
　第 36 回　日本呼吸器学会総会会長（1996 年）
　第 17 回　日本炎症・再生医学会会長（1996 年）
　第 74 回　日本結核病学会総会会長（1999 年）
　第 50 回　日本アレルギー学会総会会長（2000 年）

〈学会活動〉
　日本内科学会名誉会員
　日本呼吸器学会名誉会員
　日本アレルギー学会名誉会員
　日本呼吸器内視鏡学会名誉会員
　日本禁煙学会監事

〈認定医〉
　日本内科学会認定医
　日本呼吸器学会専門医・指導医
　日本呼吸器内視鏡学会専門医・指導医
　日本アレルギー学会専門医
　日本禁煙学会専門医
　日本結核病学会　結核・抗酸菌症認定・指導医

池口　邦彦
（いけぐち　くにひこ）

1982 年　筑波大学医学専門学群卒業
2004 年　自治医科大学　内科学講座神経内科学部門学内講師
2004 年　小山市民病院　副院長
2007 年　自治医科大学内科学講座神経内科学部門学内准教授
2010 年　自治医科大学付属病院脳卒中センター　センター長
2014 年　自治医大ステーション・ブレインクリニック　院長
　日本内科学会認定医・専門医
　日本神経学会専門医
　日本ボツリヌス治療学会評議員

坂東　政司
（ばんどう　まさし）

1989 年　自治医科大学医学部卒業
　　　　徳島大学医学部第三内科初期研修
1995 年　University of Illinois at Chicago（UIC）留学
1997 年　自治医科大学大学院卒業
　　　　自治医科大学呼吸器内科講座助手
1998 年　自治医科大学呼吸器内科講師
2001 年　徳島県木屋平村国保診療所所長
2003 年　University of British Columbia（UBC）医学教育研修
2006 年　自治医科大学内科学講座呼吸器内科助教授
2007 年　自治医科大学内科学講座呼吸器内科部門准教授（名称変更）
2010 年　自治医科大学付属病院卒後臨床研修センター長
　　　　徳島大学医学部臨床教授
2016 年　自治医科大学内科学講座呼吸器内科部門教授
　日本内科学会認定医・指導医
　日本呼吸器学会専門医・指導医・代議員
　日本呼吸器内視鏡学会専門医・指導医
　日本プライマリ・ケア連合学会認定医
　厚生労働科学研究難治性疾患克服研究事業びまん性肺疾患に関する調査研究班研究分担者

西村　芳興
にしむら　よしおき

2000 年　山梨医科大学卒業
2003 年　自治医科大学循環器内科
2004 年　社会保険宇都宮病院循環器内科
2008 年　佐野厚生総合病院循環器内科
2015 年　新小山市民病院循環器内科　副部長
　日本内科学会総合内科専門医
　日本循環器学会循環器専門医
　日本超音波医学会超音波専門医